Q&A図解でわかる

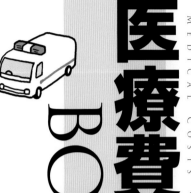

医療費早わかり
BOOK

MEDICAL COSTS

2020-2021年版

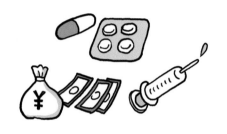

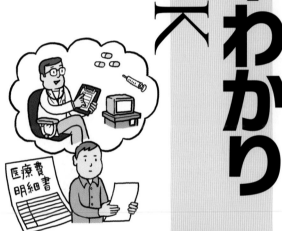

医療費のしくみ
ケーススタディ11

JN064277

医学通信社

まえがき

　2010年4月，病院における医療費明細書の発行が原則義務化されました。

　これにより，患者さんはどの医療行為にどれくらいのお金がかかっているのかを知ることができるようになりました。医療の"見える化"が一歩進んだわけです。

　しかし，医療費明細書を受け取っても，医療保険制度や診療報酬制度（診療報酬点数表）を理解しないと，その中身を読み取るのは簡単ではありません。

　そこで，「医療費をこれ以上ないわかりやすさで解説する」をコンセプトに制作したのが本書です。

　第1章「医療保険制度と医療費」で医療保険制度等の概要を，第2章「医療費のケーススタディ11」では診療報酬の仕組みと基本的な算定方法を，図解やイラストも多用して，明快に解説しています。また，第3章「診療報酬点数一覧表」では，主な診療報酬項目を掲載しています。

　特に第2章では，具体的な疾病例について医療費明細書を示し，その見方をわかりやすく解説しています。

　本書は，一般（患者）の方が医療費明細書の内容を理解できるように制作していますので，診療所や病院の会計窓口などに常備し，患者さんからの質問対応に活用できます。また，医療機関の職員自身の学習や研修にも利用できる内容になっています。

　本書が，多くの方が医療保険制度や診療報酬点数表を理解する一助となり，広く活用していただければ幸いです。

2020年7月

医学通信社編集部

目　　次

まえがき

2 医療費のケーススタディ11

③ 診療報酬点数一覧表

〈基本診療料〉

〈特掲診療料〉

医療保険制度と医療費

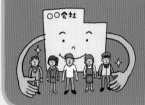

1

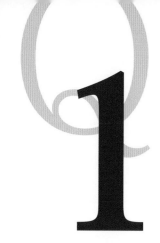

Q1 医療保険制度ってなんだろう？
——医療保険制度の全体像

医療保険制度は国民の誰もが，必要になったとき適切な医療を受けることができるよう，協同して準備をしておくしくみです。

① 医療保障と医療保険制度

　思いがけずケガをしたり病気になったりしたときには，医療機関で診察を受け，治療や手術を受けたり入院して療養したり，また薬の処方をしてもらったりと，様々な医療を受ける必要があります。しかし医療には様々なお金がかかり，診療代が個人の負担能力を超えた非常に大きな額になることも少なくありません。また支払い能力によって受けられる医療に差ができ，生きる権利を脅かされることは基本的人権にも関わります。

　このような不平等を避け，国民の誰もが必要なときに，適切な医療を受ける権利を保障するため，日本には様々な医療保障の制度があります。医療保障制度では，国民一人ひとりが保険料や税金によって一定の額を負担することで，いざ医療が必要になったとき困らないよう，備えています。

　日本の医療保障には，医療保険制度（75歳未満の国民が対象の**健康保険制度**，75歳以上の高齢者と65歳以上の障害者が対象の**後期高齢者医療制度**など），社会的弱者や特定の病気にかかった人などが対象の**公費負担医療制度**（→ p.12 参照），仕事上や通勤時にケガや病気になった人が対象の**労働者災害補償保険制度**〔労災保険制度（→ p.14 参照）〕などの制度があります（図表1）。

　医療保障のなかでも医療保険制度は，最も基本となる大切な制度です。この公的医療保険はすべての国民を対象としており，職業などによって異なるいくつかの公的な医療保険（→ p.4 参照）のうち，どれか一つに国民全員が必ず加入することが義務づけられています（強制加入）。これを「国民皆保険制度」と言います。

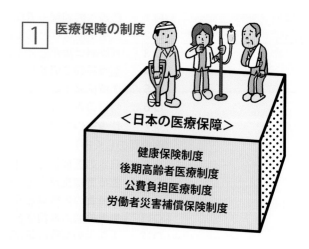

1 医療保障の制度

＜日本の医療保障＞

健康保険制度
後期高齢者医療制度
公費負担医療制度
労働者災害補償保険制度

② 医療保険制度のしくみ

　医療保険制度は，保険料を支払って医療サービスを受ける**「被保険者」**，保険を運営する**「保険者」**，医療サービスを提供する**「医療機関」**という，3つの要素から成り立っています。

　被保険者は，会社の健康保険や市町村の国民健康保険などの医療保険に加入し，保険料を支払います。また，加入者の家族など一定の要件を満たす人については，加入者の被扶養者として，保険料を支払わなくても医療サービスを受けることができます。

　保険者である健康保険組合や市町村などは，保険料を徴収し，医療機関が被保険者に提供した医療サービスの代金を支払います。医療機関は，被保険者に対して様々な医療サービスを提供し，その代金を保険者に請求します（図表2）。

　現在の医療保険制度では，被保険者が医療機関にかかった場合，原則として診療代の7割が医療保険で賄われ，残りの3割を一部負担金として医療機関の窓口で支払います。

　一部負担金は年齢や所得によって，その負担割合が異なります（→ p.21 参照）。

② 医療保障制度のしくみ

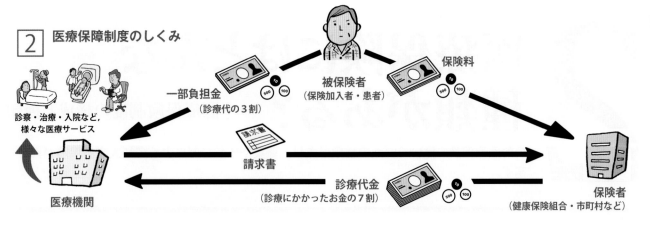

③ 公的医療保険と民間保険との違い

「医療保険」という言葉は，生命保険会社や損害保険会社が運営する民間保険でも使用されています。保険に加入する人たちがお金を出し合ってケガや病気に備える「保険」という部分は同じですが，内容的には大きく異なります。

健康保険や国民健康保険などは，国が行う社会保険の一つで公的医療保険です。公的医療保険は強制加入で，その運営には被保険者の保険料のほか，国や都道府県，市町村などの**公費（税金）**が使われています。また，被保険者に対して提供される医療サービスなどの内容に差はなく，全員に最低保障が確保されています。

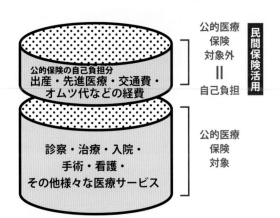

③ 公的医療保険と民間医療保険の役割

これに対し民間の医療保険は，個人が必要だと考えたときに任意で加入する任意保険です。加入するかどうかも，また保険の種類や内容も，加入者が自由に選ぶことができ，加入者の保険料のみで運営されています。

日本では**国民皆保険制度**により，全員が公的医療保険の被保険者になっているため，ケガをしたり病気になったりしたとき，必要と考えられる医療サービスは公的医療保険で十分に受けることができます。そのため民間保険は，例えば先進医療や歯科の高額治療，出産など公的医療保険がきかない医療（→ p.10 参照）を受ける場合や，入院時の諸経費や家族の付添い費用など，公的医療保険だけでは対応しきれない部分を補完するものということができます（図表3）。

④ 医療保険制度と介護保険制度

2000 年 4 月に創設された**介護保険制度**は，加齢によって心身の機能が弱っても，その人の能力に応じて自立した日常生活を送ることができるよう，適切な介護サービスを提供するための社会保険制度の一つです。

介護保険制度は 40 歳以上の国民すべてが対象となり，個人単位で加入します（強制加入）。保険者は市町村です。国民は 40 歳になった時点から保険料を支払い，介護が必要と認定された場合には，費用の 1 ～ 3 割（本人の合計所得金額によって異なる）を負担すれば様々な介護サービスを利用することができます。

公的医療保険では，ケガをしたり病気になったりしたときに医療機関で受ける一般的な医療サービスを提供するのに対し，介護保険では 40 歳以上の介護を必要とする人に対して，適切な介護，福祉などのサービス，あるいは療養に必要なサービスを提供します。

医療と介護は密接に関わっており，高齢者などの場合には医療サービスと介護サービスの両方を受けていて，自己負担額が高額になることも少なくありません。そのような場合には，申請すれば高額介護合算療養費を受けることができます（→ p.22 参照）。

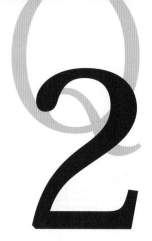

医療保険制度の しくみ

医療保険にはどんな種類がある？——医療保険制度の構成と種類

公的医療保険にはいくつかの種類があり，職業や年齢などによって加入する保険が異なります。

① 医療保険の構成

公的医療保険は，会社などに勤務している人を対象とした**「職域保険（被用者保険）」**と，勤務していない自営業者や無職の人などを対象とした**「地域保険（国民健康保険）」**，さらに75歳以上の高齢者を対象とした**「後期高齢者医療制度」**の3つに大別することができます（図表1）。

職域保険には健康保険や共済組合，船員保険などがあり，地域保険には市町村国保（保険者が市町村）や国民健康保険組合の国保（特定の職種による）があります。

② 職域保険（被用者保険）の種類

各保険別にもう少し詳しく見ていきましょう。職域保険には，一般の会社員が加入する健康保険や，公務員などが加入する各種の共済組合，また船員が加入する船員保険などがあります（図表2）。

1 公的医療保険の構成

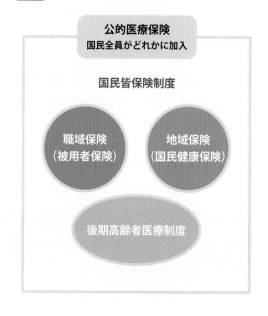

公的医療保険 国民全員がどれかに加入
国民皆保険制度
職域保険（被用者保険） ／ 地域保険（国民健康保険）
後期高齢者医療制度

2 職域保険の主な種類

	保険の種類	保険者
①健康保険	民間企業で働く会社員とその家族が対象	・組合管掌健康保険（会社などの健康保険組合） ・全国健康保険協会管掌健康保険（協会けんぽ）
	民間企業に勤務するサラリーマンやOLとその家族（扶養者）を対象としており，勤務する会社の規模によって「組合管掌健康保険」と「全国健康保険協会管掌健康保険（協会けんぽ）」の2種類があります。組合管掌健康保険は主に大企業の社員とその家族が対象で，各企業や業種の健康保険組合が保険者となっています。また全国健康保険協会管掌健康保険は主に中小企業などで働く従業員や日雇労働者の世帯が対象で，全国健康保険協会が保険者になっています。	
②各種共済組合	国や地方の公務員，警察官，学校の教職員とその家族などが対象	・国家公務員共済組合 ・地方公務員共済組合 ・警察共済組合 ・公立学校共済組合 など
	国家公務員や地方公務員，警察官，公立や私立の学校の教職員とその家族を対象としており，国家公務員共済組合や公立学校共済組合など，各種の共済組合が保険者となっています。	
③船員保険	船の所有者に雇われて船に乗る船長や船員とその家族が対象	全国健康保険協会
	船の所有者に雇用されて船員として船に乗る船長や海員，予備船員の人とその家族を対象にしており，全国健康保険協会が保険者となっています。	

③ 地域保険（国民健康保険）の種類

地域保険は，職域保険に属さない商店などの自営業者，農家，開業医，大工，自由業者，無職の人などを対象とする保険で，都道府県・市町村国民健康保険と国民健康保険組合が運営する国民健康保険があります（図表3）。職域保険のような扶養者という概念はなく，加入は個人単位です。

③ 地域保険の主な種類

	保険の種類	保険者
①都道府県・市町村が保険者となる国民健康保険	農家，商店などの自営業者 自由業者，無職の人などが対象（75歳未満）	都道府県と東京23区を含む各市区町村
	職域保険に属していない75歳未満の人を対象にしており，市町村（東京特別区23区を含む）が保険者になっています。	
②国民健康保険組合が運営する国民健康保険	医師や薬剤師・理容師など，同職種の自営業者などが対象（75歳未満）	同職種の人や同地域の同業種の人で組織した組合
	医師や薬剤師，理容師，飲食業者など特定の職種の自営業者を対象にしており，各業種の人たちで組織された組合が保険者になっています。	

④ 後期高齢者医療制度とは

（1）後期高齢者医療制度のしくみ

後期高齢者医療制度は，高齢期の適切な医療の確保などを目的として2008年4月に施行された制度で，75歳以上の人および65歳から74歳までの一定の障害をもつ人を対象としています。ほかの公的医療保険と同様に強制加入で，すべての国民は75歳の誕生日から後期高齢者医療制度の被保険者となります。扶養者という概念はなく，個人単位で加入します。制度が開始された2008年時点では，後期高齢者医療制度の対象となる75歳

④ 後期高齢者医療制度のしくみ

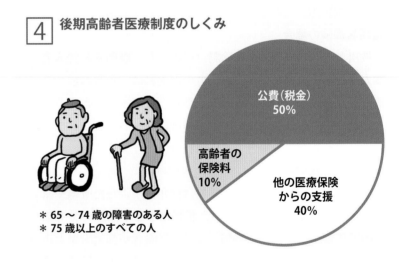

＊65〜74歳の障害のある人
＊75歳以上のすべての人

以上の高齢者数は約1300万人でしたが，年々増加し，2019年10月現在，1849万人となっています。

後期高齢者医療制度は，高齢者が収める保険料（→p.6参照）のほか，国や都道府県，市町村からの公費（税金）と，国民健康保険や職域保険などほかの公的医療保険の保険者からの支援によって運営されています（図表4）。市町村（東京特別区を含む）が加入する都道府県単位の広域連合が保険者となり，保険料の徴収は市町村が行います。

（2）後期高齢者医療制度でしてもらえること

後期高齢者医療制度では，医療機関で被保険者証を提示すればほかの公的医療保険と同様に，様々な医療サービスを受けることができます。また保険者の広域連合が実施する，メタボリックシンドロームなど生活習慣病の予防を目的とした，特定健康診査や特定保健指導を受けることもできます。

窓口で支払う一部負担金は原則として医療費の1割ですが，現役並みの所得がある被保険者の場合は3割となります（→p.21参照）。

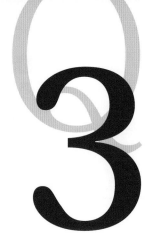

3 保険料は誰がどのくらい負担する？ 払わなくてもいい？
——医療保険制度の財源

医療保険制度は，国民一人ひとりが支払う保険料などによって成り立っています。保険料は加入する保険によって，また各個人の収入などによって，負担の割合も金額も異なります。一部負担金を支払うだけで，いつでも医療サービスが受けられる医療保険制度を維持するため，国民には割り当てられた保険料を支払う義務があります。

① 医療保険制度の財源

医療保険制度では，職業や年齢によって加入する保険が異なります（→ p.4 参照）。どの保険も基本的には加入者の保険料が運営の財源となっていますが，保険料だけでは足りずに国や都道府県，市町村などからの公費（国民の税金）で補てんされている場合も多いのです。また後期高齢者医療制度では，公費 5 割，75 歳未満の人が加入する各医療保険からの支援分 4 割，後期高齢者の保険料 1 割という構成になっています（→ p.5 参照）。

② 保険料の負担と支払い方法

加入者が支払う保険料やその支払方法は，被用者保険と国民健康保険，後期高齢者医療制度でそれぞれ異なります（図表 1）。

①被用者保険の場合

被用者保険の場合は，保険料は原則として**雇用主と加入者本人が折半で負担**します。加入者の保険料は，年収の額から算定された金額が給料から天引きされ，雇用主が負担する分と合わせて，会社などから年金事務所に支払われます。加入者に扶養家族がいる場合でも保険料は変わりません。

②国民健康保険の場合

国民健康保険の場合は，保険料は前年に申告した所得や家族の人数などに応じて決められ，**世帯主などが家族の分をまとめて市役所や区役所に納付**します。保険者が都道府県と市町村であるため，住んでいる市町村によって保険料が異なります（高齢者が多く医療費が多くかかる市町村や，世帯数が少ない市町村は保険料が高いなど）。国民健康保険の保険料は雇用主の負担がない分，国や都道府県，市町村が不足する財源を補っており，加入者の増加に伴ってその割合も増えています。

③後期高齢者医療制度の場合

後期高齢者医療制度の保険料の支払いは，年金から天引きされる場合（**特別徴収**）と自分で市町村に納付する場合（**普通徴収**）があります。年金額が年間 18 万円未満の場合，あるいは介護保険料との合計が年金額の 50％を超える場合などには普通徴収になります。また特別徴収の人でも，普通徴収で収めることもできます。

1 各保険料とその支払方法

被用者保険

会社　年金事務所

給与

天引き保険料　＋　雇用主の負担分　＝　保険料

国民健康保険

市役所など

家族全員分の保険料

後期高齢者医療制度

市役所など

年金

保険料天引きなど

③ 被用者保険の保険料

被用者保険の保険料は，**「総報酬制」**という方法で算定されます。総報酬制では，毎年4～6月の給与の平均額である「標準報酬月額」および支給された賞与に基づく「標準賞与額」に，保険料率を掛けて保険料を算定します（毎年9月に改定）。保険料率は各健康保険組合や協会けんぽによって定められており，内訳は後期高齢者支援金などに充てられる特定保険料率と，基本保険料率の2つに分けられます。また40歳から64歳までの人には，介護保険料率も加算して算定されます（図表2）。

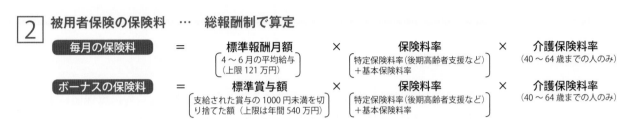

2 被用者保険の保険料 … 総報酬制で算定

毎月の保険料	＝	標準報酬月額 4～6月の平均給与 （上限121万円）	×	保険料率 特定保険料率(後期高齢者支援など) ＋基本保険料率	×	介護保険料率 (40～64歳までの人のみ)
ボーナスの保険料	＝	標準賞与額 支給された賞与の1000円未満を切り捨てた額（上限は年間540万円）	×	保険料率 特定保険料率(後期高齢者支援など) ＋基本保険料率	×	介護保険料率 (40～64歳までの人のみ)

④ 国民健康保険の保険料

国民健康保険の保険料は，本人の医療保険分，後期高齢者支援分，介護保険分の3つから成り，それぞれについて**課税限度額**が決められています（額は各市町村により異なる）（図表3）。

保険料は，前年の所得や固定資産税，被保険者数，市町村の世帯数などを基準にした次の3つの方法のなかから，保険者である各市町村が1つを採用して保険料を算定します（図表4）。

前年の所得が少ない場合の保険料の**減額制度**や，災害・倒産などで保険料が納付できない場合の**減免制度**などがあります。その基準は各市町村によって異なりますが，世帯全員の前年の所得申告と減免を利用する際の申告が必要となります。

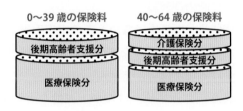

3 国民健康保険の保険料①

0～39歳の保険料
後期高齢者支援分
医療保険分

40～64歳の保険料
介護保険分
後期高齢者支援分
医療保険分

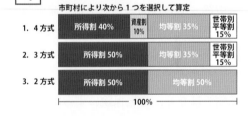

4 国民健康保険の保険料②

市町村により次から1つを選択して算定

1. 4方式	所得割 40%	資産割 10%	均等割 35% / 世帯別平等割 15%
2. 3方式	所得割 50%		均等割 35% / 世帯別平等割 15%
3. 2方式	所得割 50%		均等割 50%

← 100% →

⑤ 保険料の滞納と無保険者

日本は，国民すべてが必要なときに医療サービスを受けることができる国民皆保険制度ですが，保険料を滞納することによって**実質的に保険がない無保険者**となり，医療サービスを受けられなくなる場合があります。

職域保険の保険料は，加入者の給与などから天引きされるため必ず徴収されますが，国民健康保険では一部の場合を除いて天引きは行われず（年齢などによって年金から天引きされる場合もあります），基本的には世帯主などが市町村に納付するかたちになっています。そのため現在では，景気の低迷など様々な理由によって保険料を滞納する世帯が増えています。

国民健康保険では，保険料を1年間滞納すると**被保険者証（保険証）を返納**しなければならず，その代わりに**「被保険者資格証明書」が交付**されます（ただし高校生世代以下の子どもには，有効期限6カ月の被保険者証を交付）。被保険者資格証明書で医療機関を受診すると，治療費の全額をいったん会計窓口で支払わなければなりません。のちに領収書を市町村の国保窓口に持参し，一部負担分を除いた金額を返還してもらうというしくみになっています。また滞納期間が1年6カ月を超えると，保険給付が差し止められ，医療サービスの全部または一部を受けることができなくなります。さらに悪質な滞納の場合には，保険者である市町村が預貯金や給与などを差し押さえることもあります。各市町村は，滞納者の状況に配慮しつつ，保険料をきちんと徴収する努力が必要となります。

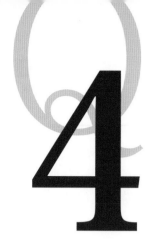

Q4 医療保険で何をしてもらえるの？

——医療保険の給付範囲①

医療保険制度では，病気やケガ，出産，死亡などの際，様々なサービスを受けることができます。具体的な医療サービスの内容を見ていきましょう。

① 保険給付（サービス）の種類

公的医療保険では，被保険者である国民は様々なサービスを受けることができます。この医療保険によるサービス提供のことを **「保険給付」** といいます。保険給付には次のような種類があります（図表1）。

①病気にかかったりケガをしたりしたときに受ける様々な医療サービス

②出産したときの出産育児一時金や出産手当金

③死亡時の埋葬料

④病気やケガで働けないときの傷病手当金

ただし，次のような場合は対象にならず，給付を受けることはできません。

＊故意による事故，けんか・泥酔などの不行跡，犯罪行為によるケガや病気など

＊正常な妊娠・出産，経済的な理由による人工妊娠中絶，美容目的の整形手術，健康診断や人間ドック，予防注射や疲労回復のための注射など，保険適用外の医療（→ p.10 参照）

なお，仕事中のケガや病気については，公的医療保険ではなく，労災保険によって医療給付や補償が行われます（**労災保険制度**→ p.14 参照）。また，交通事故などでケガをした場合には，一般的には自動車損害賠償責任保険（自賠責保険）で扱われますが，医療保険で扱うことも可能です（**自賠責保険制度**→ p.15 参照）。

図表1 公的医療保険の保険給付

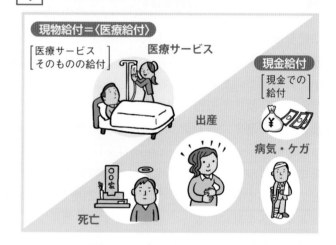

現物給付＝〈医療給付〉
［医療サービスそのものの給付］　医療サービス

現金給付
［現金での給付］

出産

死亡

病気・ケガ

② 現物給付と現金給付

医療保険の給付には，**現物給付**（医療給付）と**現金給付**の2種類があります。

医療機関で診察や治療，入院などの医療サービスを受けることを **「現物給付」** と言います。現物給付には，次のような種類があります（図表2）。現物給付は，すべての公的医療保険において共通です。

図表2 現物での給付

①療養の給付：病院や診療所で受ける診察や治療，手術，薬剤，入院，看護，診療上の様々な指導など		保険証を提示して診療を受けた場合…診療代の7割を給付。〔義務教育就学前の児童：8割／70～74歳：8割（現役並み所得の人は7割）／75歳以上：9割（現役並み所得の人は7割）〕

②入院時食事療養費： 入院時の食費	標準負担額〔一般：460 円／1 食，指定難病等 260 円／1 食，低所得者：210 円／1 食または，160 円／1 食，100 円／1 食〕を控除した額を給付。
③入院時生活療養費： 65 歳以上の高齢者が療養目的で入院した場合の食費や居住費	標準負担額（一般：食事 460 円／1 食＋居住費 370 円／1 日など，所得に応じて 13 分類）を控除した額を給付。
④保険外併用療養費（→ p.11 参照）： 保険適用の診療と保険適用外の診療を同時に受けると，すべてが全額自己負担となる（混合診療→ p.10 参照）のが原則ですが，例外的に併用が認められる特別な診療があります。	保険適用外の特別なサービス（選定療養）や患者の申出で個別に認可される医療（患者申出療養），保険導入前の医療（評価療養）を受けた際，その基礎的な医療部分（保険適用部分）を給付。
⑤訪問看護療養費： 医師の指示により訪問看護ステーションから訪問看護を受けた費用	自宅で療養している人が，医師の指示で訪問看護ステーションの訪問看護師から療養の補助や世話などを受ける場合に給付。
⑥高額療養費： 入院や治療が長期におよび自己負担額が高額になった場合，限度額を超えた分の費用	
⑦高額介護合算療養費： 同一世帯に介護保険の受給者がいる場合，医療・介護の両保険を合算した自己負担額が高額になる場合に，限度額を超えた分の費用	

　一方，申請をして，出産育児一時金や出産手当金，埋葬料，傷病手当金などのお金を受け取ることを「**現金給付**」と言います。現金給付には，次のような種類があります（図表3）。給付金額は各医療保険ごとに定められています。

3 現金での給付

給付の種類			被用者保険	国民健康保険
	①傷病手当金	ケガや病気で会社に行くことができず，十分な給与がもらえない場合に受け取ることができます。	1 日当たりの**平均収入×2/3**（1 年 6 カ月限度）など	任意給付（給付市町村なし）
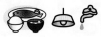	②出産手当金	出産のために会社を休み，十分な給与がもらえない場合に受け取ることができます。	1 日につき**平均収入日額×2/3**（分娩日以前 42 日から分娩後 56 日まで）など	任意給付（給付市町村なし）
	③出産育児一時金	子どもが生まれたとき，出生児 1 人につき一定の額が給付されます。	出生児 1 人につき 42 万円（産科医療補償制度に加入していない医療機関は 40 万 4000 円）	条例・規約による（基準額 40 万 4000 円）
	④埋葬料	被保険者やその扶養者が死亡した場合に，葬儀を行った人に給付されます。	5 万円	各市町村によって異なる
	⑤療養費	緊急時ややむを得ない理由や旅行先などで保険証を提示しないで治療を受けたときなどに，医療費があとから現金給付されます。	———	———
	⑤移送費	医師の指示により入院・転院などが必要で，移送に車代がかかった場合，申請によって現金給付されます。	最も経済的な経路による実費	最も経済的な経路による実費

③ 出産育児一時金の給付

　出産育児一時金は従来，出産後に被保険者が申請してはじめて現金給付されていました。しかしそれでは，被保険者は出産時に病院に支払うための費用を用意しなければなりません。この負担を軽減するため，2009 年 10 月から出産育児一時金を保険者から病院に直接給付できるようになりました。

　この制度によって，被保険者は，42 万円までは窓口で出産費用を支払う必要がなくなりました。出産費用が出産育児一時金より少額だった場合は差額を申請することができます。また，従来どおり出産費用を窓口で支払い，後日，申請をして現金給付を受けることも可能です。

※保険者からの直接支払制度を導入していない分娩施設も一部あるので，ご利用の際は各施設にご確認下さい。

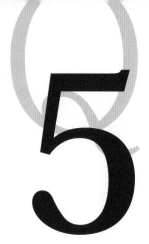

5 医療保険では診てもらえないものがある?
——医療保険の給付範囲②

病気やケガをしたときに必要な基本的な医療については,公的医療保険によって医療サービスを受けることができますが,なかには医療保険の給付対象になっていない診療や経費などもあります。また病気になったりケガをした状況(原因)によっては,医療保険以外の保険で医療給付が行われます。

① 医療保険の対象となる診療,ならない診療

公的医療保険では,基本的には医療機関の窓口で健康保険証を提示し,一部負担金を支払うだけで診療を受けることができます。しかし,どんな診療でも受けられるわけではありません。公的医療保険には,保険の対象となる診療(**保険診療**)と,保険の対象にならない診療(**保険適用外の診療**)があり,対象になる診療についてのみ給付を受けることができます。保険適用外の診療を受けた場合には,保険からは何も支給されないので,診療費はすべて患者自身で負担することになります。保険適用外の診療には,図表1のようなものがあります。

また保険による診療を行う医療機関(病院や診療所)は,地域の「厚生局」というところで,**保険医療機関**の指定を受ける必要があります。保険医療機関の指定を受けていない医療機関で診療を受けた場合には,医療保険の対象とはならず,自費での支払いになります(ほとんどの医療機関は保険医療機関の指定を受けています)。ただし旅先や緊急時など,やむを得ない理由があって指定を受けていない医療機関で治療を受けた場合には,あとで申請すれば一部負担分を除いた診療費が払い戻されます(療養費→p.9参照)。

1 保険対象にならない場合

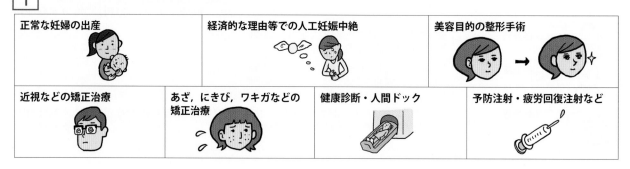

正常な妊婦の出産	経済的な理由等での人工妊娠中絶	美容目的の整形手術	
近視などの矯正治療	あざ,にきび,ワキガなどの矯正治療	健康診断・人間ドック	予防注射・疲労回復注射など

② 混合診療

保険の対象とならない診療には,上記のほかにも,まだ認可されていない先進的な医療技術や医薬品を使った医療や,西洋医学以外の代替医療などがあります。治療の際には,このような保険対象外の診療と保険診療が同時に行われる可能性がありますが,一連の治療のなかで保険診療と保険外診療が混在することを,**「混合診療」** と言います。

現在,医療保険において混合診療は原則として,禁止されています。そのため混合診療を行った場合,保険診療の分も含めたすべての料金が保険適用外となり,その全額を患者が負担しなければなりません。ただし厚生労働大臣が定める診療については特別に併用が認められています(保険外併用療養費→p.11参照)。

③ 保険診療と保険適用外の診療との併用

②で説明したように，一連の治療のなかで保険診療と保険適用外診療が混在する場合，厚生労働大臣が特別に定めた診療については，例外的に保険診療との併用が認められています。

通常では混合診療を行うと，保険適用分も含めて診療代の全額が患者負担となりますが，併用が認められる診療の場合には，保険診療の部分については通常どおり保険給付を受けることができます。そのため患者は，保険診療分の一部負担金と保険適用外の診療料金のみを負担すればいいことになります。これを**保険外併用療養費制度**と言います（図表2）。

保険外療養として併用できる診療には，**「評価療養」**（遺伝子診断などの先進医療，薬剤・医療機器の治験など），**「患者申出療養」**（患者の申出に基づき個別に認可される未承認薬の使用など），**「選定療養」**（特別室での入院や，検査・リハビリテーションの制限回数を超える医療行為など）——の3種類があります（図表3）。

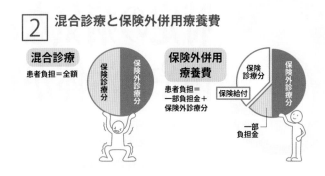

2 混合診療と保険外併用療養費

混合診療
患者負担＝全額

保険診療分／保険外診療分

保険外併用療養費
患者負担＝
一部負担金＋
保険外診療分

保険診療分／保険外診療分
保険給付
一部負担金

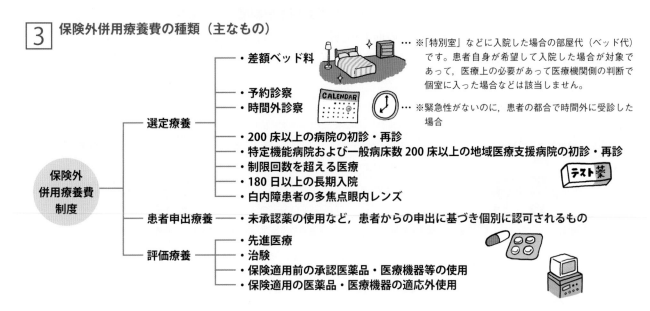

3 保険外併用療養費の種類（主なもの）

保険外併用療養費制度

選定療養
・差額ベッド料 …※「特別室」などに入院した場合の部屋代（ベッド代）です。患者自身が希望して入院した場合が対象であって，医療上の必要があって医療機関側の判断で個室に入った場合などは該当しません。
・予約診察
・時間外診察 …※緊急性がないのに，患者の都合で時間外に受診した場合
・200床以上の病院の初診・再診
・特定機能病院および一般病床数200床以上の地域医療支援病院の初診・再診
・制限回数を超える医療
・180日以上の長期入院
・白内障患者の多焦点眼内レンズ

患者申出療養
・未承認薬の使用など，患者からの申出に基づき個別に認可されるもの

評価療養
・先進医療
・治験
・保険適用前の承認医薬品・医療機器等の使用
・保険適用の医薬品・医療機器の適応外使用

④ 保険給付されず実費を負担するもの

療養の給付では，医療機関での診察や治療など様々な医療サービスが給付されますが，例えば病室のテレビ使用料やおむつ代など，療養に直接関係がないものについては給付されません。その分の実費は患者が負担することになります。医療機関側は，費用を徴収するサービスの内容や料金などを患者に説明し同意を得ること，領収書を発行すること，代金は社会的に適切なものにすることなどが義務づけられています。

実費を負担する費用には，①日常生活のサービス費用，②文書料，③往診や訪問診療の交通費——などがあります（→p.43参照）。

⑤ 他の保険が適用される場合

医療保険は業務外での病気やケガ，死亡などについて適用されます。業務上での病気やケガ，死亡については，**労働者災害補償保険（労災保険）制度**が適用されます（→p.14参照）。

また，交通事故など自動車による病気やケガ，死亡については**自賠責保険**が適用されますが，医療保険を適用して治療を行うこともできます（→p.15参照）。

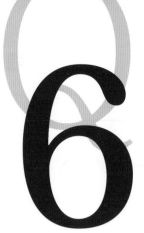

6 特定の病気などの場合，国や自治体が費用を負担してくれる？

―― 公費負担医療制度

日本には，特定の病気にかかったり特定の状況にあったりするとき，医療保険だけでなく国や自治体が費用を負担してくれる医療保障制度があります。

---

① 医療にかかる費用を公費で負担する制度

結核や肝炎など国が定める特定の病気にかかった場合，または生活保護を受けている，障害があるなど，特定の状況にある場合などには，様々な法や助成制度のもとに，国や自治体が「公費」すなわち「税金」によって，医療にかかる費用を負担する制度があります。これを**公費負担医療制度**といいます。

公費負担医療制度は，社会福祉や公衆衛生の向上・発展などを目的としたもので，次のような5つのカテゴリーに分けることができます（図表1）。

1 公費負担医療の種類

給付のカテゴリー	目　的	概　要	各種制度
福祉的給付	社会的弱者の救済	生活保護を受けている人や幼児，18歳未満の児童などの福祉や医療を保障する制度	**母子保健法**（養育医療） **児童福祉法**（育成医療） **子ども医療費助成制度** **生活保護法**（医療扶助）　など
障害者等の更生	障害者の福祉	障害者や障害児，病気やケガによって心身に障害を負った人の更生を支援する制度	**障害者総合支援法** **身体障害者福祉法** **重度心身障害者医療費助成**　など
補償的給付	健康被害に関する補償	第二次大戦時，軍人や軍属だった人や，原爆の被害を受けた人，公害で健康被害を受けた人などへの補償を行う制度	**原爆被爆者援護法** **戦傷病者特別援護法**　など
強制措置に伴う医療	公衆衛生の向上	結核やその他の感染症予防や，精神障害者への自立支援，社会復帰促進の支援を行う制度	**精神保健福祉法** **感染症法**　など
治療研究給付	難病や慢性疾患の治療研究と助成	原因が不明だったり，治療方法が確立していない病気の治療や研究を助成する制度	**難病等医療費助成制度** **肝炎治療特別促進事業**　など

② 公費負担医療制度を利用するとき

公費負担医療制度は，各制度ごとに，国のみが主体となるもの，国と自治体が主体となるもの，自治体のみが主体となるもの，自治体でも都道府県が主体となるもの，市町村が主体となるものなど，様々です。また①で挙げた制度以外に独自の助成制度を設けている自治体もあります。自分が住んでいる自治体にどのような助成制度があるかは，自治体や病院の相談窓口，ホームページなどで確認することができますので，ぜひ確認してみてください。

　公費負担医療制度を利用する場合には，本人や保護者による**保健所や自治体，福祉事務所などへの申請**が必要です。また申請には，該当する公費負担医療制度を取り扱っている指定病院での診断書などが必要となる場合があります。

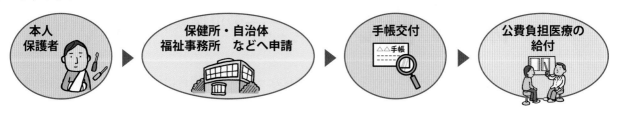

③ **公費負担医療制度による費用負担**

　公費負担医療制度では，かかった費用のすべてが公費の対象になったり，公費のみで負担したりするわけではありません。費用負担のパターンには次の4種類があります（図表2）。

２ **主な費用負担のパターン**

①医療費の全額が公費対象となり，かつ公費負担となるもの→自己負担なし

公費　100%
全額が公費対象

➡ 原爆被爆者援護法（認定疾病）
戦傷病者特別援護法
感染症法（新感染症・指定感染症）など

②医療保険が優先され，医療費の全額が公費負担の対象となるもの→自己負担なし（自己負担分が公費で負担される）

医療保険　70%（一般）	公費　30%
全額が公費対象	

➡ 生活保護法
原爆被爆者援護法（一般疾病）など

③医療保険が優先され，医療費の95%が公費負担の対象となるもの→自己負担あり（公費負担の対象とならない5%が自己負担）

医療保険　70%（一般）	公費　25%	自己5%
95%が公費対象		

➡ 感染症法（結核患者の適正医療）など

④医療保険が優先され，医療費の全額が公費負担の対象となるが，所得に応じた自己負担があるもの→自己負担あり（所得による）

医療保険　70%（一般）	自己負担（所得による）	不足分を公費が負担
全額が公費対象		

➡ 難病法・特定疾患治療研究事業
など

④ **意外に身近な公費負担医療制度**

　公費負担医療制度は，特別な病気や状況でないと利用できないと思いがちですが，比較的身近な疾患でも対象になる場合があります。

　例えば，自立支援医療は心身の機能障害を軽減・改善することなどを目的としていますが，そのなかには白内障の手術や人工透析，ペースメーカーの植込み，人工関節への置換手術，継続する気分障害やストレス性障害の治療通院なども含まれます。

　また難病医療費助成制度の対象となっている疾患には，潰瘍性大腸炎や全身性エリテマトーデス，悪性関節リウマチ，広範脊柱管狭窄症なども含まれています。

　公費負担医療制度の対象となっている疾患は，医療機関や各自治体の担当窓口などで確認することができます。

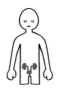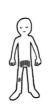

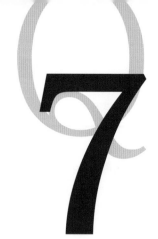

医療保険制度の しくみ

7 仕事中のケガや交通事故でのケガにも，保険が使える？ ——労災保険制度・自賠責保険制度

業務中や通勤途中にケガをしたり病気になったりした場合には，労働者災害補償保険（労災保険）制度によって保険給付が行われます。また交通事故によって被害を受けた場合は，基本的には自動車損害賠償責任保険（自賠責保険）制度が適用されて医療や補償が行われます。

① 仕事中や通勤中のケガ・病気などは労災保険

仕事中や通勤途中にケガをしたり病気になった場合には，**労災保険制度**が適用されます。労災保険では，病気になったりケガをしたり，また障害が残ったり死亡したときなどの保険給付，さらに被災した労働者の社会復帰の支援・促進や，家族の援護を目的とした事業なども行われています。

労災保険の**保険者は政府**で，会社などの事業主が保険加入者として保険料を支払います。労災保険では正社員のほか，アルバイトやパート，派遣社員など，加入している事業主に雇用されて賃金をもらっているすべての労働者が，被保険者として保険給付の対象となります（図表1）。

労災保険では，仕事中に起きた災害のことを**「業務災害」**，通勤途中に起きた災害のことを**「通勤災害」**と言います。通勤災害には家と会社との往復のほか，仕事先から別の仕事先への移動や，単身赴任先と帰省先との間の移動なども含まれます。

業務災害や通勤災害に遭って労災保険の給付を受けたいときは，ケガや病気を負った労働者本人あるいは遺族が，病院または**労働基準監督署**に保険給付請求書を提出します。

なお，労災保険制度が適用される場合には，公的医療保険は適用されません。

② 労災保険の保険給付

労災保険で受けることのできる保険給付には，次のような種類があります（図表2）。

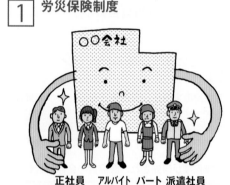

1 労災保険制度

正社員　アルバイト　パート　派遣社員

2 労災の保険給付

給付の種類		内容
ケガや病気を負ったとき〔療養（補償）給付〕	療養の給付	労災病院などの労災指定医療機関で療養するとき 現物給付
	療養の費用の給付	労災指定以外の医療機関で療養するとき 現金給付（還付）
病気やケガで働けないとき	休業（補償）給付	働くことができず4日以上賃金をもらえないとき
障害が残ったとき〔障害（補償）給付〕	障害（補償）年金	障害等級第1級から第7級に該当する障害が残ったとき
	障害（補償）一時金	障害等級第8級から第14級に該当する障害が残ったとき
死亡したとき《法律上死亡と見なされる場合，死亡と推定される場合も含む》〔遺族（補償）給付〕	遺族（補償）年金	遺族がいる場合
	遺族（補償）一時金	年金を受け取る遺族がいない場合など

	葬儀を行うとき	葬祭料	死亡した人の葬儀を行う場合
	ケガや病気が一定期間治らないとき	傷病（補償）年金	1年6カ月を経過しても治らず，障害の程度が傷病等級に該当する場合
	障害などで介護が必要なとき	介護（補償）給付	障害（補償）年金または傷病（補償）年金を受けていて介護が必要なとき
	会社の健康診断で異常があったとき	二次健康診断等給付	一次健康診断で血圧，血糖，血中脂質検査，腹回り（またはBMI）のすべての検査に異常があったときなど

③ 交通事故によるケガは自賠責保険

人が運転する車やバイクなどの交通事故でケガをしたり死亡した場合は，運転者（加害者）が加入している**自賠責保険**によって保険給付が行われます。ただし100％被害者の責任で発生した交通事故の場合には，自賠責保険による補償は行われません。

原動機付き自転車を含むすべての自動車を運転する人には，自賠責保険に強制的に加入することが義務づけられています。自賠責保険は，交通事故の加害者が被害者に対して負う損害賠償責任の最低限の部分を担うもので，限度額が決められています（図表3）。

限度額を超える補償費用や物損事故の修理費用などは自賠責保険では補償されないため，損害保険会社などの任意保険に加入して補てんします。

交通事故による被害の場合，医療機関では通常，自賠責保険を優先して適用しますが，被害者である患者から申し出があったときは医療保険を優先することもできます。その場合，患者は「第三者の行為による傷病届」を各保険の保険者に提出する必要があります。

③ 自賠責保険の内容と限度額

受けた障害	賠償の内容	限度額
ケガをしたとき	●治療関係費（治療費，看護料，諸雑費，通院交通費など） ●文書料（事故証明書，住民票など） ●休業損害（事故による収入の減少の補償） ●慰謝料（事故による精神的，肉体的苦痛に対する補償）	120万円
後遺症が残ったとき	●逸失利益（後遺症が原因で発生する収入減に対する補償） ●慰謝料（事故による精神的，肉体的苦痛に対する補償）	◆介護を要する著しい障害など： 　3000万円〜4000万円 ◆それ以外の後遺症： 　75万円〜3000万円（障害等級による）
死亡したとき	●葬儀費（通夜，祭壇，火葬などの費用） ●逸失利益（生きていれば将来得ただろう収入から本人の生活費を控除したもの） ●慰謝料（被害者本人の慰謝料と遺族の慰謝料）	3000万円 （本人の慰謝料350万円／遺族の慰謝料は，請求者の数や扶養者の有無によって異なる）

④ 自賠責保険の保険金請求

自賠責保険制度では，加害者と被害者のどちらからでも保険金を請求することができます。

加害者が請求を行う場合は，被害者との示談が成立した後に賠償額を支払い，その金額に応じた保険金額を保険会社に請求します。

加害者から賠償が受けられない場合などには，被害者から直接保険会社に請求を行うことができ，また被害者が病院などの医療機関に保険金の請求を委任することもできます。病院では患者から委任状を受け取り，保険会社に対して医療費を請求します。

さらに，示談が未成立でも損害賠償額が多額になることが明らかな場合には，当面の費用として保険会社から保険金の一部を受け取ることができる制度もあります。

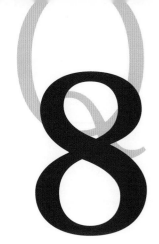

8 日本の医療費は1年にいくらかかる？——日本の医療費

日本の国民所得は約404兆円で，そのうち約11％を医療費として使っています。毎年，医療費は増え続けていますが，一方で，人口当たりの医師数は先進諸国のなかではたいへん少ないのです。その結果，特に病院勤務医は過重労働を強いられ，「医師の働き方改革」が大きな課題となっています。

① 増大しつづける医療費

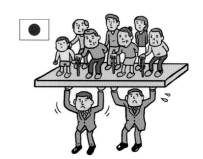

次に挙げる金額が何を表すか，わかるでしょうか？

① 404兆1977億円

② 43兆710億円

③ 33万9900円

答えは，①**国民所得**，②**国民医療費**，③**人口1人当たりの国民医療費**です（いずれも2017年度）。日本国民全体の1年間の所得は約404兆円で，そのうちの約11％の43兆円程度を医療費に充てており，国民1人当たり1年に約34万円を使っているというわけです。

国民医療費というのは，病気やケガで患者が医療機関などで治療を受けたときにかかる費用を推計したものです。具体的には，診療費，薬剤費，入院時の食事代，看護師による訪問看護などの費用です。ただし，病気やケガの治療とはいえない，正常な妊娠・分娩や健康診断・予防接種などの費用，患者が負担する差額ベッド代などは含まれません。

図表1で明らかなように，国民医療費は2000年頃まで急増して30兆円に達し，その後もじわじわと伸びています。2000年度以降，総額が抑制されたようにみえるのは，2000年4月に介護保険制度が導入され，医療費の一部が介護保険へ移行したためです。医療費が増加する傾向にあるのは日本だけではなく，先進国では事情はどこも同じです。なぜ，医療費は上昇し続けるのでしょうか。

1 国民医療費の推移 （厚労省「国民医療費の概況」より）

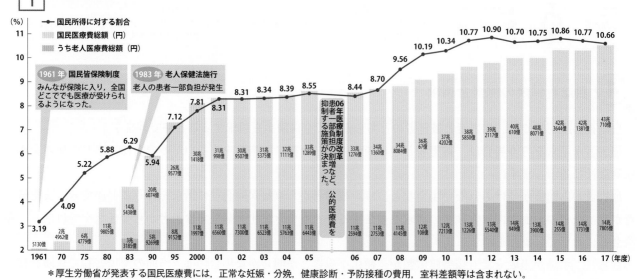

＊厚生労働省が発表する国民医療費には，正常な妊娠・分娩，健康診断・予防接種の費用，室料差額等は含まれない。

主な理由として，①**人口の増加および高齢化，**②**医療技術の進歩，**③**疾病構造の変化**——の３つが挙げられます。②の医療技術の進歩は，CTやMRIといった高度な医療機器の普及がその一例です。日本はこれらの医療機器の世界一の所有国ですが，使わなければ宝の持ち腐れですから，それだけ検査回数も増え，医療費を押し上げることになります。③の疾病構造の変化とは，高齢化要因とも併せ，高血圧や糖尿病といった生活習慣病が増えたということです。生活習慣病の治療は長期にわたり，高価な薬を必要とすることから医療費上昇の要因となり，これらの要因は避けようがないため，**「自然増」**とされています。

② 医療政策を方向付ける医療費問題

国民医療費（2017年度）の内訳をみておきましょう。年齢でみると，65歳以上の医療費の割合が60.3％，そのうち人口の約１割に相当する75歳以上の後期高齢者の医療費が37.4％を占めています。次に，歯科診療や薬局調剤を除く一般診療医療費を傷病分類別にみると，循環器系の疾患（心臓病や脳卒中など）が19.7％と最も多く，がん（新生物）の14.2％と続きます（図表2）。

国民医療費というようなマクロな話題は，私たち一人ひとりにかかる医療費とは直接関係ない，とお感じになったかもしれません。ところが，大いに関係があるのです。これらのデータが政策決定の根拠になっているからです。

例えば，人口の高齢化が医療費高騰の原因の一つとされ，75歳以上の医療費が全体の1/3を占めるという事実から，後期高齢者を従来の医療保険制度から独立して管理するために新設されたのが**「後期高齢者医療制度」**です。

また，前述した循環器系の疾患に対して，その発症リスクを高めるとされるメタボリック・シンドロームをターゲットにし，病気になる前に予防しようという目的で創設されたのが，**特定健康診査，特定保健指導**，いわゆる**「メタボ健診」**です。病気を未然に防げば，医療費を節約できるだろうという考え方です。

さらに，薬局における調剤医療費は全体の18.8％ですが，その伸び（前年度比）は9.6％と一般診療の医療費をはるかに上回ります。これを抑制するために，国は同じ成分で値段の安い**後発医薬品（ジェネリック）**の処方を奨励しています。

このように，医療費増大を抑えるために，国は様々な施策を打ち出します。制度が変更され，それによって私たちの医療環境が形成されていくのです。もちろん，医療政策は医療費抑制という経済的側面だけで決められるわけではありません。「医療の質の向上」や「医療へのアクセスの充実」も政策を決める大きな柱です。医療の質の向上やアクセスの充実を目指しながら，かつ効率的な医療によって医療費の抑制を図る，これが現在の医療政策の目的と言えるようです。

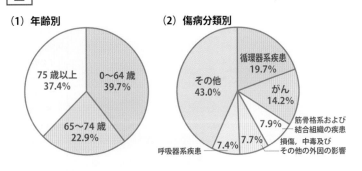

2 国民医療費の内訳 （2017年度）

(1) 年齢別

75歳以上 37.4％
0〜64歳 39.7％
65〜74歳 22.9％

(2) 傷病分類別

その他 43.0％
循環器系疾患 19.7％
がん 14.2％
筋骨格系および結合組織の疾患 7.9％
損傷，中毒及びその他の外因の影響 7.7％
呼吸器系疾患 7.4％

③ 他の先進国に比べて少ない人口当たり医師数

ところで，ほかの先進国はどのような状況なのでしょうか。経済協力開発機構（OECD）が集計しているデータ（図表3）によれば，**医療費対GDP比率〔GDP（国内総生産）に対する医療費の割合〕**は，日本は2018年で10.9％であり，2018年のOECD平均の8.8％を上回り，2018年時点では加盟36カ国中6位です。

図表4は**人口1000人当たりの医師数**の比較です。日本は2.4人（2018年）で，増加傾向で推移しているものの，OECD加盟36カ国中31位の低さです。

一方，少し古いデータですが，**1医師当たりの年間診察回数**は日本の医師が群を抜いて多く，OECD平均の約2.7倍に達しています（図表5）。医師がきびしい勤務実態に置かれていることがわかります。

世界の先進国と比べて医療費も医師数も少ない，にもかかわらず，平均寿命も健康寿命（平均寿命から自立生活ができない期間を引いたもの）も世界のトップクラスです。2005年には，世界保健機関（WHO）によって，健康寿命や医療費負担の公平性などの基準で評価した「健康達成度総合評価」で日本が1位になっています。

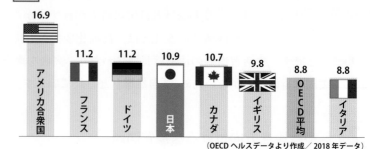

③ 対GDP比による医療費の国際比較

（OECDヘルスデータより作成／2018年データ）

* OECDデータは独自の基準に基づいて推計されたもので，非処方薬，公衆衛生費，施設管理運営費，研究開発費も含まれる。

もちろん，医療のみが健康に寄与するわけではありませんが，その寄与度の大きさからすれば，日本は少ない医療費，少ない医師数で高い健康水準を達成してきたとも言えるのです。その意味で，たいへんコスト・パフォーマンスの良い医療制度であるとも言えますが，小児科や産科など特定診療科の閉鎖や勤務医の病院離れなど，「医療崩壊」という言葉に象徴されるように，長年の医療費抑制策によっていろいろな歪みが生まれていることも事実です。例えば，このたびの新型コロナウイルス感染症パンデミックにおいても，検査・集中治療体制や感染症病床の不足が明らかとなりました。

医療政策は，私たちの健康や家計負担を直接左右するものですから，どのような方向性にあるか，しっかり見守っていく必要があります。

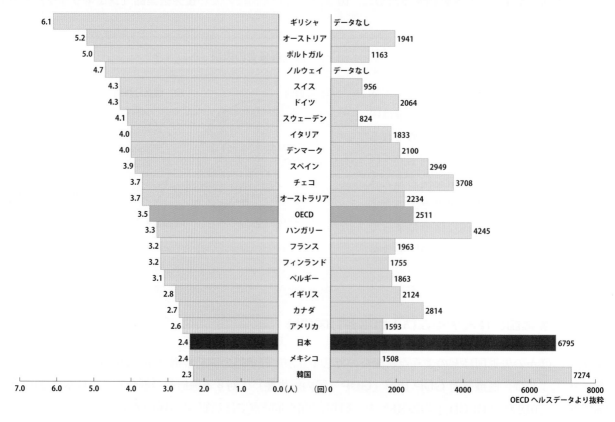

④ OECD加盟国の人口1000人当たりの医師数（2018年）

⑤ OECD加盟国の1医師当たりの年間診察回数（2005年）

OECDヘルスデータより抜粋

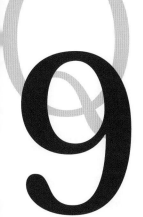

医療費の しくみ

9 医療費は誰が支えている？
——医療費の財源

日本の公的医療保険は，誰がどのように費用を負担しているのでしょうか。
その内訳をみると，国民1人ひとりが支えていることがわかります。
国は，医療費の財源として消費税を社会保障目的税と位置づけて，3%→5%→8%→10%と引き上げてきましたが，社会保障の充実に使われたのはその増税分の1割程度に過ぎません。

① 税金，保険料，患者負担で運営

　公的医療保険はどのような財源によって運営されているのでしょうか。その内訳を表したのが図表1です。財源は大きく「公費負担（国庫負担，地方負担)」，「保険料（事業主負担，被保険者負担)」，「患者負担等」で構成されており，ざっと**「公費：保険料：患者」＝「35%：50%：15%」**の割合になっています。長いスパンでみると，その負担割合は変化しています。国の負担は1980年度の30.4%をピークに25%台まで下降し，一方地方負担は同じく5.1%から13.1%へと上昇しています。また，患者負担は11.0%から11.6%へと増加し，反対に事業主の保険料負担は26.1%から21.1%に減少しています。要するに，地方や患者が医療費の負担増を担わされ，国や企業は負担軽減が図られてきたわけです。

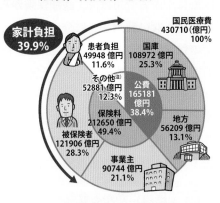

1 2017年度の財源別国民医療費
（公費，保険料，患者）

家計負担
39.9%

患者負担
49948億円
11.6%

その他(注)
52881億円
12.3%

保険料
212650億円
49.4%

被保険者
121906億円
28.3%

事業主
90744億円
21.1%

国民医療費
430710(億円)
100%

国庫
108972億円
25.3%

公費
165181
億円
38.4%

地方
56209億円
13.1%

注：患者負担及び原因者負担（公害健康被害の補償等に関する法律による補償給付及び健康被害救済制度による救済給付）

　また，75歳以上の高齢者を対象とした後期高齢者医療制度は，患者負担を除くと，**公費が約50%，現役世代からの支援が約40%，75歳以上の高齢者からの保険料が10%**で賄われています（図表2）。

2 後期高齢者医療制度の財源構成

患者
負担

公費（約5割）
〔国：都道府県：市町村＝4：1：1〕

高齢者の保険料
1割

後期高齢者支援金（若年者の保険料）
約4割

② 重い家計負担

　保険料負担の約6割を占めるのが私たち被保険者の負担です。そこで，先ほどの国民医療費の財源割合の括り方を変え，被保険者負担と患者負担とを合わせ「家計負担」として見てみると，**「公費（国，地方）：保険料（事業主）：家計（被保険者，患者）」＝「38.4%：21.1%：39.9%」**となります。家計からの支出が最も大きく，事業主の負担が低いことがわかります。フランスなどでは事業主の負担ははるかに多く（日本の約2倍），医療保険制度を支える大きな柱になっています。患者窓口負担にしても，日本は入院・外来とも原則3割ですが，欧米では全額給付か比較的低い上限を設けている程度です。

　財源難から長く医療費抑制政策がとられてきました。財源として**消費税導入**の提案が繰り返され，2014年4月には5%から8%への引上げ，2019年10月には8%から10%への引上げが実施されました。「消費税の増収分約5兆円は全額，社会保障の財源にする」とされましたが，実際に社会保障の充実に充てられたのはわずかで，大半は赤字の穴埋めなどに使われています。消費税は逆進性が強い（低所得者ほど所得に占める納税率が高い）という問題もありますので，さらなる財源確保には慎重な議論が必要です。

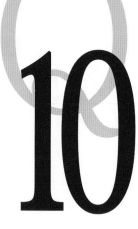

10 医療費の内訳はどうなっている？
——医療費の構成

医療費の内訳は，医療機関で発行される領収証や明細書に記載されています。その構成は大きく分けて，①診療報酬，②薬価，③材料費，④入院時食事療養費・生活療養費，⑤保険外併用療養費の特別料金，⑥実費負担——で成り立っています。

① 医療にかかる費用とは

医療にかかる費用は，①医療保険から給付される費用，②患者が負担する費用，③医療保険から給付されず，患者負担もない費用——に分けられます。

①の保険給付されるものには，診療料，薬剤料，医療材料料，入院時食事（生活）療養費，保険外併用療養費，訪問看護療養費，療養費——などがあります。

②の患者が負担する費用としては，患者一部負担金，保険外併用療養の特別の料金（保険外患者負担分），医療とかかわらない健康診断，正常分娩，予防接種の費用，日常生活サービスの費用——などがあります。

③には，労災保険から給付される業務上の負傷・疾病，交通事故など第三者による傷病，保険適用外の治療方法・薬剤・材料，診療報酬に含まれるガーゼや包帯などの材料の費用——などがあります（図表1）。

1 医療にかかる費用

保険対象療養

①初診料　⑦画像診断料
②再診料　⑧投薬料
③入院料　⑨注射料
④医学管理料　⑩リハビリテーション料
⑤在宅医療料　⑪処置料
⑥検査料　⑫手術料　——等

⑬薬剤料・⑭特定保険医療材料料

患者一部負担金（一般・原則3割）

入院時食事療養費　or　入院時生活療養費

標準負担額

保険外療養 （保険外併用療養の対象）

選定療養
①差額ベッド
②予約・時間外診察
③200床以上病院の初診・再診
④制限回数超えの医療
⑤180日超入院
——等に係る特別の料金

患者申出療養

評価療養
①先進医療
②医薬品・医療機器の治験に係る診療
③薬価基準収載前の承認医薬品の投与
——等に係る特別の料金

保険給付されず，患者から実費徴収可能な費用

①健康診断・美容整形・正常な分娩・予防接種の費用
②日常生活上のサービスの費用（おむつ代，病衣貸与代，理髪代，クリーニング代，テレビ代，ゲーム機・パソコンの貸し出し料等）
③文書料（保険診療を受けるのに必要な文書を除く）
④往診・訪問診療・訪問看護等の交通費
⑤闘争・泥酔・著しい不行跡による疾病に対する診療費
⑥故意の犯罪行為・故意の事故による疾病に対する診療費——など

保険給付されず，原則として患者負担もない費用

①業務上の負傷・疾病に対する診療費
②第三者行為による傷病（交通事故等）に対する診療費
③診療報酬に含まれる医療材料等（ガーゼ，注射器，包帯，シーツ代，冷暖房費，電気代，清拭タオル代等）——など

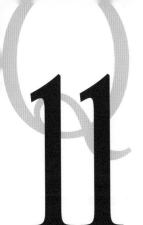

医療費の しくみ

11 患者の窓口負担は どのくらい？

—— 医療費の自己負担

公的保険で医療を受けた場合，患者は年齢や所得に応じて，自己負担分を支払わなくてはいけません。ただし，入院した場合や長期療養が必要な場合，複数の家族が病気になった場合など，自己負担が多額になる場合には，医療費を助成する様々な制度もあります。

① 年齢・所得で違う負担割合

治療にかかった費用について，患者はその一部を医療機関の窓口で支払います。この一部負担金の割合はすべての患者に一律ではありません。年齢や所得に応じて，以下のとおり負担割合が異なります。

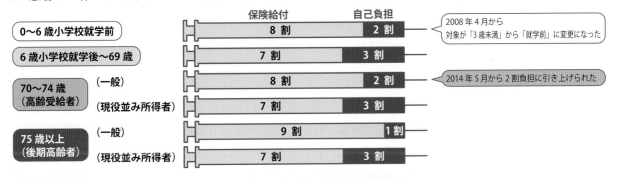

	保険給付	自己負担	
0〜6歳小学校就学前	8 割	2 割	2008年4月から対象が「3歳未満」から「就学前」に変更になった
6歳小学校就学後〜69歳	7 割	3 割	
70〜74歳（高齢受給者）（一般）	8 割	2 割	2014年5月から2割負担に引き上げられた
（現役並み所得者）	7 割	3 割	
75歳以上（後期高齢者）（一般）	9 割	1 割	
（現役並み所得者）	7 割	3 割	

「現役並み所得者」とは…
- 健康保険では標準報酬月額が28万円以上，国民健康保険や後期高齢者医療制度では課税所得が145万円以上の者を指す。
- ※ただし，世帯年収が520万円未満，単身者の年収が383万円未満の場合，申請により一般の所得区分として扱われる。

② 家計負担を軽減する医療費助成制度

医療費の一部負担とはいえ，重い病気で長期入院したり，治療が長引くと，家計への負担が重くのしかかってきます。そのような負担を軽減するため，国や地方自治体は様々な**医療費助成制度**を設けています。助成制度は大きく公費負担医療制度と公費以外の制度の2つに分けることができます。公費負担医療制度についてはすでに **Q6**（→ p.12参照）で取り上げたので，ここでは公費以外の助成制度を見ていきましょう。

公費負担医療制度では窓口負担が直接免除されますが，公費以外の助成制度の多くはいったん窓口で支払い，その一部ないし全額が後日払い戻されるというしくみになっています。

1 公費以外の主な医療費助成制度

制度	実施主体	概要
高額療養費制度	健康保険制度等	自己負担額が上限額を超えた場合に，その超過分を支給。
乳幼児医療費助成制度	地方自治体	乳幼児の自己負担額を助成。対象年齢や助成範囲は自治体により異なる。
ひとり親（母子）家庭等医療費助成制度	地方自治体	ひとり親家庭の父母，子どもの医療費を助成。所得制限がある。
重度心身障害者医療費助成制度	地方自治体	身体障害者手帳（1級，2級）の交付を受けた人や高度な知的障害者対象に，自己負担額を助成。所得制限や助成範囲は自治体により異なる。

この助成制度には，**高額療養費制度**（→ p.22参照），**乳幼児医療費助成制度，ひとり親（母子）家庭等医療費助成制度，重度心身障害者医療費助成制度**などがあります（図表1）。

一例として，東京都の乳幼児医療費助成制度を見てみましょう。この助成制度は小学校就学前の乳幼児を対象に，医療保険の自己負担分を助成するものです。健康診断や予防接種など医療保険対象外のものは対象になりません。都から「マル乳医療証」の交付を受け，受診時に保険証と一緒に提出します。

また，制度の枠を超えて独自のサービスを付加している区もあります。医療費助成制度は自治体によってサービス内容が異なるので，自治体の担当窓口や病院の患者相談窓口で確認しましょう。

③ 上限を超えて払った金額が戻る高額療養費制度

自己負担が一定額（自己負担限度額）を超えた場合に，**超過金額が払い戻される制度が高額療養費制度**です。
自己負担限度額は所得や年齢によって異なり，図表2の計算式によって算出されます。ただし，例えば差額ベッド代や入院中の食事の自己負担分は対象になりませんので，注意が必要です。

例えば，70歳未満で年収が400万円の人が入院して総医療費が80万円かかり，窓口で3割負担の24万円を支払ったとします。負担限度額と払い戻される金額は次のようになります。

- 80,100円＋（800,000円－267,000円）×1%＝85,430円 ⇒ 負担限度額
- 240,000円－85,430円＝154,570円 ⇒ 支給額（払い戻される額）

保険給付（医療費の7割）	患者負担	高額療養費

医療費総額 80万円

※高額療養費の計算は，原則，①診療月1カ月ごと，②患者1人ごと，③医療機関ごと（外来と入院は別，医科と歯科は別）——で行います。

元々の3割負担分24万円
8万5430円　払い戻し15万4570円

この高額療養費制度によって自己負担額の一部が戻ってくるとはいえ，いったん医療機関の窓口で高額な医療費を支払うのは負担です。そのため，被保険者が保険者から事前に**「限度額適用・標準負担額減額認定証」**の交付を受け，医療機関に提出しておくことで，医療機関ごとの支払いが自己負担限度額までで済むしくみがあります。なお，70歳以上の高齢者は，認定証の提出は不要です。

また，窓口での支払のための資金を融資してくれる**高額療養費の「貸付制度」**もあります。保険者によって割合は異なりますが，高額療養費として払い戻される予定金額のうちの相当額を無利子で貸してもらえます。

そのほか，この制度には，以下のような様々な規定もあります。

■長期高額疾病患者の負担軽減：人工透析が必要な慢性腎不全などの「長期高額疾病患者」は，別途限度額が決められています。一般は1万円，高額所得者は2万円です。

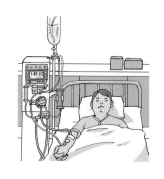

■世帯に介護保険の受給者がいる場合の負担軽減：世帯に介護保険の受給者がいる場合で，1年間（毎年8月1日～翌年7月31日まで）にかかった医療保険と介護保険の自己負担合算額が著しく高額になった場合には，負担限度額を超えた額が，医療保険，介護保険の自己負担額の比率に応じて支給されます。医療保険からは**「高額介護合算療養費」**，介護保険からは**「高額医療合算介護サービス費」**として支給されます。

■多数月，自己負担が限度額を超えた場合の負担軽減：直近の1年間に3回以上の高額療養費の支給を受けている場合は，4回目からさらに限度額が引き下げられます。

■世帯合算による負担軽減：①同一月に同一世帯で，一部負担金が2万1000円以上の者が2人以上いた場合，②同一人が同一月に2つ以上の医療機関にかかり，それぞれ2万1000円以上になった場合——は，これらを合算して自己負担限度額を超えた金額が支給されます。

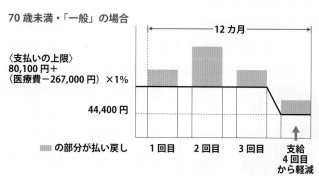

70歳未満・「一般」の場合

〈支払いの上限〉
80,100円＋
（医療費－267,000円）×1%

44,400円

　の部分が払い戻し

12カ月

1回目　2回目　3回目　支給4回目から軽減

※「同一世帯」とは，1つの保険に加入する被保険者と被扶養者のことを言います。同じ家族であっても，例えば，共働き家庭であって，夫婦がそれぞれ別の保険の被保険者である場合は，「同一世帯」と見なしません。

※70歳未満は自己負担が2万1000円を超える場合のみ「世帯合算」の対象ですが，70歳以上の場合は金額を問わず，すべて合算の対象となります。

※70歳未満と70～74歳の人は合算できますが，70歳未満と75歳以上は合算できません。

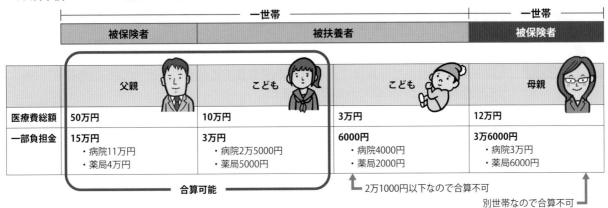

2 高額療養費の計算方法

70歳未満の自己負担限度額

対象者		自己負担限度額（月額）	多数該当
【区分ア】 （年収約1,160万円以上）	健保：標準報酬月額83万円以上 国保：年間所得901万円超	252,600円＋（医療費－842,000円）×1%	140,100円
【区分イ】 （年収約770万～1,160万円）	健保：同53万～79万円 国保：同600万～901万円	167,400円＋（医療費－558,000円）×1%	93,000円
【区分ウ】 （年収約370万～770万円）	健保：同28万～50万円 国保：同210万～600万円	80,100円＋（医療費－267,000円）×1%	44,400円
【区分エ】 （年収約370万円以下）	健保：同26万円以下 国保：同210万円以下	57,600円	
【区分オ】（住民税非課税）		35,400円	24,600円

★高額長期疾病患者（慢性腎不全，HIV，血友病の患者）：自己負担限度額（月）は1万円。ただし，人工透析を要する上位所得者（標準報酬月額53万円以上）は2万円

(1) 70歳未満の自己負担限度額は，**①医療機関ごと，②医科・歯科別，③入院・外来別**——に適用。保険外併用療養費の自己負担分や入院時食事療養費・入院時生活療養費の自己負担分については対象外

(2) **多数該当**：直近1年間における4回目以降の自己負担限度額（月額）

(3) **世帯合算**：同一月に同一世帯で2人以上がそれぞれ**21,000円以上**の自己負担額を支払った場合，その合算額に対して高額療養費が適用される

70歳以上の自己負担限度額

対象者（70歳以上）	自己負担限度額（月額）		多数該当
	世帯単位（入院・外来）	個人単位（外来）	
【現役並所得Ⅲ】（年収約1,160万円以上） 標準報酬月額83万円以上／課税所得690万円以上	252,600円＋（医療費－842,000円）×1%		140,100円
【現役並所得Ⅱ】（年収約770万～1,160万円） 標準報酬月額53万～79万円／課税所得380万円以上	167,400円＋（医療費－558,000円）×1%		93,000円
【現役並所得Ⅰ】（年収約370万～770万円） 標準報酬月額28万～50万円／課税所得145万円以上	80,100円＋（医療費－267,000円）×1%		44,400円
【一般】（年収約156万～370万円） 標準報酬月額26万円以下／課税所得145万円未満	57,600円	18,000円／ 年間上限144,000円	44,400円
【低所得者Ⅱ】（住民税非課税）	24,600円	8,000円	
【低所得者Ⅰ】（住民税非課税／所得が一定以下）	15,000円	8,000円	

★高額長期疾病患者（慢性腎不全，HIV，血友病の患者）：自己負担限度額（月）は1万円

(1)「低所得者Ⅱ」は世帯員全員が①市町村民税非課税者，あるいは②受診月に生活保護法の要保護者であって，自己負担限度額・食事標準負担額の減額により保護が必要でなくなる者

(2)「低所得者Ⅰ」は世帯員全員が「低所得者Ⅱ」に該当し，さらにその世帯所得が一定基準以下

(3) 70歳以上の自己負担限度額は，**世帯単位（入院・外来含む）・個人単位（外来のみ）**別——に適用。保険外併用療養費の自己負担分や入院時食事療養費・入院時生活療養費の自己負担分については対象外

(4) **多数該当**：直近1年間における4回目以降の自己負担限度額（月額）

(5) **世帯合算**：同一月に同一世帯内でかかった自己負担額の合算額に対して高額療養費が適用される

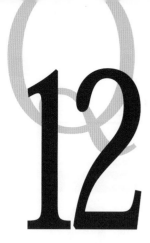

医療費の しくみ

12 入院中の食費は誰が負担している?
——入院時食事療養費・生活療養費

入院中の1食当たりの食費は入院時食事療養費で定められ，そのうちの患者負担額についても標準負担額として定められています。

① 入院時食事療養費・入院時生活療養費

入院患者に食事を提供した場合，療養費として定額を算定します。食事は医療の一環として提供されるべきものであり，それぞれ患者の病状に応じて必要とする栄養量が与えられ，食事の質の向上と患者サービスの改善をめざして行われるべきものです。

入院中の患者の食事料（代）については，点数ではなく金額（定額）で決められていて，1日3食（朝，昼，夕）に対して，1食ごとに食事料の算定ができます。食事の提供がない場合や外泊中は算定はできません。

また，入院時生活療養費は，65歳以上の患者が療養病床に入院した場合，入院時食事療養の算定はせず，それに代えて食事費と居住費に相当する入院時生活療養費を算定します。生活療養の温度，照明及び給水に関する療養環境は，医療の一環として形成されなければなりません。また，それぞれの患者の症状に応じて，適切に行われなければなりません。

(1) **入院時食事療養費**：患者は『標準負担額』だけを支払い，残りの額は，保険者が被保険者（＝患者）に代わって，保険医療機関に直接支払うことになっています（図表1～3）。

> 注：患者から標準負担額を超える費用を徴収する場合は，あらかじめ，食事の内容や特別の料金について患者に説明し，同意を得なければなりません。

なお，患者が支払う標準負担額は，所得区分に応じて決められています。

1 入院時食事療養費

区分・費用	加算
入院時食事療養（Ⅰ）（届）（1食につき） (1)通常食　　640円 (2)流動食のみ　　575円	●特別食加算（1食につき）　76円 ●食堂加算（1日につき）　50円
入院時食事療養（Ⅱ）（1食につき）(1)通常食　　506円 (2)流動食のみ　　460円	

2 標準負担額

一般 （70歳未満）	70歳以上の 高齢者	標準負担額（1食当たり）	
●一般 （下記以外）	●一般 （下記以外）	460円 ●（例外1）指定難病患者・小児慢性 　　　　　特定疾病児童等 ●（例外2）精神病床入院患者（※1） 260円	
●低所得者 （住民税非課税）	●低所得者Ⅱ （※2）	過去1年間の入院期間が90日以内	210円
		過去1年間の入院期間が90日超	160円
該当なし	●低所得者Ⅰ （※3）	100円	

※1　2015年4月1日以前から2016年4月1日まで継続して精神病床に入院している患者
※2　低所得者Ⅱ：①世帯全員が住民税非課税であって，「低所得者Ⅰ」以外の者
※3　低所得者Ⅰ：①世帯全員が住民税非課税で，世帯の各所得が必要経費・控除を差し引いたときに0円となる者，あるいは②老齢福祉年金受給権者

3 入院時食事療養費

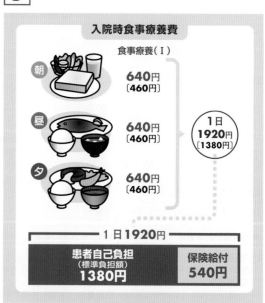

〔　〕内は患者標準負担額（2020.7 現在）
標準負担額は，所得区分が一般・上位所得者（70歳以上は現役並み所得者）の一般患者の場合

24

入院時食事療養費基準額	－	標準負担額（患者負担分）	＝	保険者負担分（保険者から給付される額）

↑
厚生労働大臣の算出基準による
食事療養費です

↑
平均的な家計の食費と比較した
標準負担額です

⑵ **入院時生活療養費〔食費（食材料費＋調理費）と居住費（光熱水費相当）〕**：療養病床に入院する65歳以上の患者に対して算定するものです（図表4～6）。

　該当する患者には，入院時食事療養費ではなく入院時生活療養費を算定します。

　入院時生活療養費は，保険者が被保険者に代わって，保険医療機関に，その費用を直接支払うことになっています。患者は，食費と居住費にかかる費用のうち，『標準負担額』だけを支払うことになります。

入院時生活療養費基準額	－	標準負担額（患者負担分）	＝	保険者負担分（保険者から給付される額）

↑
厚生労働大臣の算出基準による
食事療養費です

↑
平均的な家計の食費，居住費等と比
較した標準負担額です

4 入院時生活療養費

区分・費用		加算	
入院時生活療養（Ⅰ）（届）		●特別食加算	
⑴食費（1食につき）		（1食につき） 76円	
イ 通常食	554円		
ロ 流動食のみ	500円	●食堂加算	
⑵居住費（1日につき）	398円	（1日につき） 50円	
入院時生活療養（Ⅱ）	⑴食費（1食につき）	420円	
	⑵居住費（1日につき）	398円	

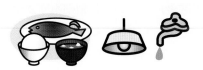

6 入院時生活療養費

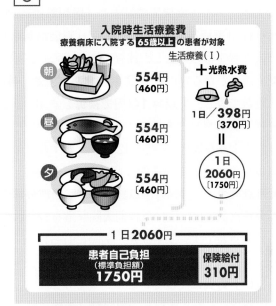

〔 〕内は患者標準負担額（2020.7 現在）
標準負担額は，所得区分が一般・上位所得者（70歳以上は現役並
み所得者）の一般患者の場合

5 標準負担額

		療養病床に入院する65歳以上の患者		食費（1食）	居住費（1日）
一般	①一般の患者 （下記のいずれにも該当しない者）	入院時生活療養（Ⅰ）を算定する医療機関		460円	370円
		入院時生活療養（Ⅱ）を算定する医療機関		420円	
	②厚生労働大臣が定める者〔＝重篤な病状又は集中的治療を要する者等（※1）〕 （指定難病患者，低所得者Ⅰ・Ⅱを除く）			生活療養（Ⅰ）460円 生活療養（Ⅱ）420円	370円
	③指定難病患者（低所得者Ⅰ・Ⅱを除く）			260円	0円
低所得者Ⅱ	④低所得者Ⅱ （※2）（⑤⑥に該当しない者）			210円	370円
	⑤低所得者Ⅱ 〔重篤な病状又は集中的治療を要する 者等（※1）〕	申請月以前の12月以内の入院日数が90日以下		210円	370円
		申請月以前の12月以内の入院日数が90日超		160円	
	⑥低所得者Ⅱ （指定難病患者）	申請月以前の12月以内の入院日数が90日以下		210円	0円
		申請月以前の12月以内の入院日数が90日超		160円	
低所得者Ⅰ	⑦低所得者Ⅰ （⑧⑨⑩⑪に該当しない者）			130円	370円
	⑧低所得者Ⅰ 〔重篤な病状又は集中的治療を要する者等（※1）〕			100円	370円
	⑨低所得者Ⅰ （指定難病患者） ⑩低所得者Ⅰ／老齢福祉年金受給者 ⑪境界層該当者（※3）			100円	0円

※1 「重篤な病状又は集中的治療を要する者等」〔「厚生労働大臣が定める者」（平18.9.8 告示488）〕とは，① **A101** 療養病棟入院基本料の算定患者であって「基本診療料の施設基準等」の別表第5の2又は別表第5の3に該当する者，② **A109** 有床診療所療養病床入院基本料の算定患者であって「基本診療料の施設基準等」の別表第5の2又は別表第5の3に該当する者，③ **A308** 回復期リハビリテーション病棟入院料を算定する患者，④ **A400** 短期滞在手術等基本料2を算定する患者。
※2 70歳未満の低所得者（住民税非課税）／限度額適用区分「オ」は，70歳以上の「低所得者Ⅱ」に相当。「低所得者Ⅰ」は70歳以上のみに適用される。
※3 負担の低い基準を適用すれば生活保護を必要としない状態になる者。

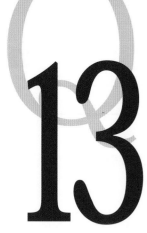

13 診療報酬って何？
——診療報酬制度の概要①

公的医療保険による医療サービスの料金は，全国一律の公定価格として決められています。それを「診療報酬」といい，医療の価格を示すものは「診療報酬点数表」といいます。そのほか，薬剤の価格や，医療材料の価格，入院中の食事の価格も公定価格です。

① 全国一律の公定価格

　自由診療（保険外診療）を行う医療機関は診療費用を自由に決められますが，**公的医療保険制度では国が全国一律の公定価格**を定めています。これを**「診療報酬」**と言います。診療報酬は，一言で言うと，医療機関が医療サービスを提供して得られる対価のことで，患者側からみれば医療に要した費用です。

　診療報酬は大きく，①医療機関に対する**「医科診療報酬」・「歯科診療報酬」**，②調剤薬局に対する**「調剤診療報酬」**，③薬材料（**「薬価基準」**），④医療材料（**「料価格基準」**）に分けられます。医療機関はこの診療報酬によって医師などの人件費をはじめとした諸経費をまかない，経営を維持しています。また，診療報酬とは別に，入院中の食事や生活にかかる費用も，**「入院時食事（生活）療養費」**として定められています。

　診療報酬は点数で表し，**1点＝10円で換算**します。医療機関が勝手に値下げをしたり割り引いたりはできません。例えば，初診料は288点ですから，金額にすると2880円になります。点数を用いるのは，診療報酬全体を値上げするような場合，1点＝12円などとすればよく，点数表そのものを書き換えなくて済むからです。

　すべての医療行為の点数を体系的に収載した一覧表を**「診療報酬点数表」**といい，①**医科診療報酬点数表**，②**歯科診療報酬点数表**，③**調剤報酬点数表**，④**診断群分類点数表（DPC点数表）**——の4種類があります。

　④の診断群分類点数表は，主に急性期入院医療を行う病院（DPC対象病院という）で，入院費用を算定する場合に用いられる点数です。①～③が，実際に行った個々の診療行為ごとに点数を積算する**「出来高払い」方式**なのに対し，④は，病名と主な医療内容に応じて，入院基本料や検査，投薬などの料金が包括された1日当たりの**「定額払い」方式**になっています。つまり，④の診断群分類点数表では，病名が同じなら，その検査や投薬の内容・回数にかかわらず同じ診療報酬（価格）になるということです。

　①の医科診療報酬点数表は，図表1のような構成になっています。基本診療料には初診料，再診料・外来診療料，入院料など診療の基礎となる点数が定められ，特掲診療料には検査料，処置料，手術料など個々の診療行為の点数が定められています。具体的な点数表の中身は図表2のようになっています。

② 診療報酬は2年に1度改定される

　診療報酬点数は薬価と併せて，**原則的に2年に1度見直し**が行われます。医療機関の経営実態，医療技術・医療機器の進歩，薬剤・医療材料等の変動などを加味して，診療報酬の体系を実状に合わせるためです。

　改定に当たっては，まず厚生労働大臣の諮問機関である**「社会保障審議会」**で医療政策の基本方針を定めます。その基本方針を受けて，内閣が診療報酬の改定率を決め，その改定率に基づいて，同じく厚生労働大臣の諮問機関である**「中央社会保険医療協議会（中医協）」**で点数改定が審議されます。

　点数改定の審議を行う中医協のメンバーは，健保組合などの支払側委員，病院などの診療側委員，調停役の公益委員の計20名で構成され，それぞれの立場から意見をぶつけ点数配分を調整します。

　改定率とは，国民医療費（国庫負担分）をどの程度増減するかという割合のことです。近年は財源難という理由から医療費抑制策がとられ，2002年度以降診療報酬は4回連続でマイナス改定となりました。民主党への

政権交代で 2010 年度に 0.19％のプラス改定に転じました（2012 年度も 0.004％のプラス改定）が，2014 年以降は再び実質的なマイナス改定が続いています。

③ 地域医療構想・地域包括ケアシステムの推進

　国は，団塊の世代が後期高齢者になり，医療費がさらに膨らむことが想定される 2025 年までに，医療の新たな提供体制「2025 年モデル」を構築しようとしています。2012 年からは診療報酬上でも「2025 年モデル」を念頭に置いた改定が始められており，2014 ～ 2020 年にかけて，それを前提とした改定が続いています。

　2025 年を見据えた改定のコンセプトは，「地域医療・地域包括ケアシステムの推進」です。これはつまり，医療の行われる場を，「病院」から「地域」へ転換しようというもので，具体的には，①病床機能（役割）の明確化，②医療機関間の連携の強化，③急性期を脱した患者の受け皿病床の整備，④主治医機能の充実，⑤在宅医療の充実，⑥介護保険へのシフト，⑦患者・家族の自助努力——等が打ち出されています。

　このように，診療報酬には，医療の技術を評価するだけではなく，より充実した医療提供体制を整えるための政策誘導という側面もあるのです。

　もちろん審議では，これらの重点課題だけではなく，診療報酬点数表の様々な項目について検討がなされています。そして，決定した改定内容に沿って，原則として 2 年に 1 度（偶数年）の 4 月 1 日を境に料金が変わります。

1 診療報酬点数表の基本的構成

A　基本診療料
- ■初診料
- ■再診料（診療所又は一般病床 200 床未満の病院）　外来診療料（一般病床 200 床以上の病院）
- ■オンライン診療料
- ■入院基本料＋入院基本料等加算
- ■特定入院料＋入院基本料等加算　■短期滞在手術等基本料

B～N　特掲診療料

医学管理等
- ■医学管理料

在宅医療
- ■在宅患者診療・指導料
- ■在宅療養指導管理料＋（在宅療養指導管理材料加算）＋（薬剤料）＋（材料料）

検　査
- ■検体検査実施料＋検体検査判断料＋（診断穿刺・検体採取料）＋（薬剤料）＋（材料料）
- ■生体検査料（＋判断料）＋（診断穿刺・検体採取料）＋（薬剤料）＋（材料料）

画像診断
- ■エックス線診断料〔撮影料＋診断料＋造影剤注入手技料〕＋（薬剤料）＋（フィルム）＋（材料料）
- ■核医学診断料〔撮影料＋診断料〕＋（薬剤料）＋（フィルム）＋（材料料）
- ■コンピューター断層撮影診断料〔撮影料＋診断料〕＋（薬剤料）＋（フィルム）＋（材料料）

投　薬
- ■【外来患者・院内処方】調剤料＋処方料＋薬剤料＋（調剤技術基本料）＋（材料料）
- ■【外来患者・院外処方】処方箋料
- ■【入院患者】調剤料＋薬剤料＋（調剤技術基本料）＋（材料料）

注　射
- ■注射料〔注射実施料＋無菌製剤処理料〕＋薬剤料＋（材料料）

リハビリテーション
- ■リハビリテーション料＋（薬剤料）

精神科専門療法
- ■精神科専門療法料＋（薬剤料）

処　置
- ■処置料＋（処置医療機器等加算）＋（薬剤料）＋（材料料）

手　術
- ■手術料＋（輸血料）＋（手術医療機器等加算）＋（薬剤料）＋（材料料）
- ■輸血料＋（薬剤料）＋（材料料）

麻　酔
- ■麻酔料〔麻酔料＋麻酔管理料〕＋（薬剤料）＋（材料料）
- ■神経ブロック料＋（薬剤料）＋（材料料）

放射線治療
- ■放射線治療管理・実施料＋（材料料）

病理診断
- ■病理標本作製料＋病理診断・判断料＋〔検査の（診断穿刺・検体採取料）＋（薬剤料）＋（材料料）〕

第1節 処置料

(編注) 本書では，A 002外来診療料に包括される（算定できない）処置に 外診包括 と付記している。

一般処置

J 000 創傷処置
1 100cm²未満 外診包括 52点
2 100cm²以上500cm²未満 外診包括 60点
3 500cm²以上3,000cm²未満 90点
4 3,000cm²以上6,000cm²未満 160点
5 6,000cm²以上 275点
注1 1については，入院中の患者以外の患者及び手術後の患者（入院中の患者に限る）についてのみ算定する。ただし，手術後の患者（入院中の患者に限る）については手術日から起算して14日を限度として算定する。
2 区分番号C 109に掲げる在宅寝たきり患者処置指導管理料又は区分番号C 112に掲げる在宅気管切開患者指導管理料を算定している患者に対して行った創傷処置（熱傷に対するものを除く）の費用は算定しない。
3 5については，6歳未満の乳幼児の場合は，**乳幼児加算**として，**55点**を加算する。

→創傷処置
(1) J 000創傷処置，J 001熱傷処置，J 001-4重度褥瘡処置及びJ 053皮膚科軟膏処置の各号に示す範囲とは，包帯等で被覆すべき創傷面の広さ，又は軟膏処置を行うべき広さをいう。
(2) 同一疾病又はこれに起因する病変に対して創傷処置，J 053皮膚科軟膏処置又はJ 119「3」湿布処置が行われた場合は，それぞれの部位の処置面積を合算し，その合算した広さを，いずれかの処置に係る区分に照らして算定するものとし，併せて算定できない。
(3) 同一部位に対して創傷処置，J 053皮膚科軟膏処置，J 057-2面皰圧出法又はJ 119「3」湿布処置が行われた場合はいずれか1つのみにより算定し，併せて算定できない。
(4) C 109在宅寝たきり患者処置指導管理料又はC 112在宅気管切開患者指導管理料を算定している患者（これらに係る在宅療養指導管理材料加算，薬剤料又は特定保険医療材料料のみを算定している者を含み，入院中の患者を除く）については，創傷処置（熱傷に対するものを除く），爪甲除去（麻酔を要しないもの）及び穿刺排膿後薬液注入の費用は算定できない。
(5) 手術後の患者に対する創傷処置は，その回数にかかわらず，1日につき所定の点数のみにより算定する。
(6) 複数の部位の手術後の創傷処置については，それぞれの部位の処置面積を合算し，その合算した広さに該当する点数により算定する。
(編注) 手術後の縫合創あるいは開放創に対する創傷処置とドレーン法を併せて行った場合は，(術後) 創傷処置とJ 002ドレーン法の両方を算定できる。
(7) 中心静脈圧測定，静脈内注射，点滴注射，中心静脈注射及び植込型カテーテルによる中心静脈注射に係る穿刺部位のガーゼ交換等の処置料及び材料料は，別に算定できない。
(8) 軟膏の塗布又は湿布の貼付のみの処置では算定できない。
(令2保医発0305・1)

→創傷処置等における患部範囲
診療報酬点数表処置中J 000創傷処置又はJ 053皮膚科軟膏処置の場合における診療報酬点数は創傷の治療による患部範囲の縮小に従って漸次減点すべきである。
(昭18.9.17 保険保受293, 最終改正：平4.3.7 保険発17)

→関節捻挫に対し副木固定のみを行った場合
J 000創傷処置により算定し，副木は特定保険医療材料の項による。
(昭30.2.10 保険発28)

→フランドルテープ等の冠血管拡張剤を貼付した場合
フランドルテープ等の冠血管拡張剤を貼付した場合は，薬剤料のみの算定とし処置料は算定できない。
(昭61.11.15 保険発94)

J 001 熱傷処置
1 100cm²未満 135点
2 100cm²以上500cm²未満 147点
3 500cm²以上3,000cm²未満 270点
4 3,000cm²以上6,000cm²未満 504点
5 6,000cm²以上 1,500点
注1 初回の処置を行った日から起算して2月を経過するまでに行われた場合に限り算定し，それ以降に行う当該処置については，区分番号J 000に掲げる創傷処置の例により算定する。
2 1については，入院中の患者以外の患者及び手術後の患者（入院中の患者に限る）についてのみ算定する。ただし，手術後の患者（入院中の患者に限る）については手術日から起算して14日を限度として算定する。
3 1については，第1度熱傷の場合は第1章基本診療料に含まれ，算定できない。
4 4及び5については，6歳未満の乳幼児の場合は，**乳幼児加算**として，**55点**を加算する。

→熱傷処置
(1) 熱傷処置を算定する場合は，J 000創傷処置，J 001-7爪甲除去（麻酔を要しないもの）及びJ 001-8穿刺排膿後薬液注入は併せて算定できない。
(2) 熱傷には電撃傷，薬傷及び凍傷が含まれる。
(3) 「1」については，第1度熱傷のみでは算定できない。
(令2保医発0305・1)

→熱傷処置等
J 000創傷処置，J 001熱傷処置，J 001-4重度褥瘡処置及びJ 053皮膚科軟膏処置の各号に示す範囲とは，包帯等で被覆すべき創傷面の広さ，又は軟膏処置を行うべき広さをいう。
(令2保医発0305・1)

参考 問1 100cm²未満の第1度熱傷のみに対する熱傷処置は，創傷処置の「1」で算定できるか。
答 算定できない。基本診療料に含まれる。
問2 第2度熱傷の範囲が一部分であっても熱傷処置は算定できるか。
答 第2度以上の熱傷の診断がついていれば処置を行った広さに応じて算定できる。
(平20.4.5 全国保険医団体連合会)
(編注) 「注1」における「初回の処置を行った日」とは，他医において初回の処置を行った場合は，当該日をいう。

処置

14 治療が成功しても失敗しても，医療費は同じ？
——診療報酬制度の概要②

医療は，「成功報酬」ではなく「固定報酬」です。成功報酬では，重い病気やめずらしい病気の患者さんが敬遠されてしまいかねないという医療の特殊性があるためです。しかしそれは，技術力が高くても低くても同じ値段——ということでもあります。

🔍 1 診療報酬は成功報酬ではない

　一般のサービス業では，ひどいサービスを受けたり，商品が傷ものだったりした場合，料金の割引や商品の取替えをしてもらう，といったことがよくあります。料金に照らして，常識的な水準のサービス（成果）が得られないと，文句の一つもいいたくなるでしょう。

　最近では，医療もサービス業の一種という認識が浸透し，医療機関同士の競争もきびしくなってきたこともあって，病院や診療所はサービス面にも力を入れるようになっています。しかし，医療サービス（診療）の質（達成度）によって，診療報酬が違うということは決してありません。**診療報酬は成功報酬ではなく，実際に行った医療行為に対する固定報酬**だからです。極端な話，治療が成功しても失敗しても請求される医療費は同じということです。

　もちろん，治癒しなければ報酬を得られない，というのでは医療は成り立ちません。医師がいくら良い治療を行っても，患者が不摂生を続ければ治る病気も治らないでしょうし，症例の少ない疾病の診断を付けるのはむずかしい場合もあります。ただ一点，不合理な面があるとすれば，良心的で能力の高い医師よりも，営利的で能力の低い医師のほうが多額の診療報酬を得て，患者にとってはより医療費がかかる可能性もあることです。

　診療報酬は基本的に一つひとつの診療行為を算定し積み上げていく出来高払い方式ですから，治療が終わるまでに行った診療行為の数量によって，請求額の多寡が決まります。つまり，診断を下すために行った検査や処方した薬が多いほど医療費は高くなります。その検査や投薬が必要なものであれば問題はないのですが，過剰な検査や投薬がなされることもあります。ただの風邪と診断しながら抗生物質を処方するようなことが一例です。出来高払い方式は医師の医療への意欲を高めるという利点がある反面，このような**過剰診療を誘いやすいという欠点**があります。

　また，医療機関が組織的に医療の効率化に取り組み，**成果を挙げたとしても診療報酬（医療機関にとっての収入）に反映されにくい**，という問題もあります。典型的な例として，「入院日数の短縮」が挙げられます。質の高い治療を行い，かつ効率化を図れば，患者さんは早く退院でき，入院日数は大幅に短くなるでしょう。しかし，出来高払い方式の場合，その効率化によって病床稼動率が下がった場合，診療報酬の減少につながることもあります。

　そこで最近は，そのような矛盾や弊害をなくすため，入院日数が長くなると入院料が引き下げられたり，平均在院日数が短い医療機関の入院単価が高くなるよう診療報酬上での工夫もなされています。

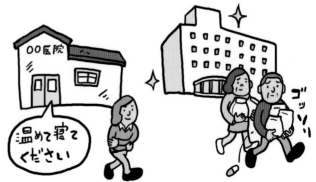

② 出来高払い方式から包括払い方式へ

出来高払い方式の欠点を改めるために，包括払い（定額払い）方式の採用が広がっています。最初は慢性期の病気などに対して採用されました。慢性期では症状も安定し，治療法もある程度固まって標準化します。そのような標準化した治療法をひと括りにして診療報酬を定額に決めるというやり方です。その後，長い準備の末に，急性期の病気に対しても定額払い方式が導入されました。これが「診断群分類（DPC）別包括払い方式」，いわゆる DPC ／ PDPS です。

DPC ／ PDPS は一般病棟の入院医療を対象に，病名や診療内容などによって分類された「診断群別」に，あらかじめ１日当たりの料金を定めたものです。入院基本料のほかに，検査（内視鏡検査等を除く），画像診断，投薬，注射，処置（1000 点以上を除く）などの料金が包括されていて，いくら検査や処置を行っても料金は変わりません。ただし，すべての診療行為が包括されているわけではなく，手術・麻酔，放射線治療などの診療報酬は別途算定されます（図表1）。

包括される部分の価格は，Q13 の ① （p.26）で説明した④の「診断群分類点数表（DPC 点数表）」で決められています。参考までに，１例を図表2に示します。

DPC ／ PDPS では出来高払いのような過剰診療は生じません。定額なので，必要以上に検査などをやればそのコストが持出しになるからです。DPC ／ PDPS を導入している医療機関は利益を最大にするために，できるだけコストを省こうとします。先程，出来高払いでは医療の効率化の成果が報われない，と述べましたが，DPC ／ PDPS では逆です。経営的には医療の効率化こそが求められ，入院日数の短縮が求められます。医療機関にとっては，医師や医療機器といった医療資源をできるだけ多くの患者に充てることができ，患者にとっても早期に退院，社会復帰ができるというメリットがあります。

では，良いことばかりかというと，そうではありません。どれだけやっても定額ということは，裏返せば，どれだけ「やらなくても」定額ということでもあります。過剰診療に代わって，**過少診療や粗診粗療**の誘惑が生じるのです。また，DPC 点数表では入院期間が長くなると点数が低くなるよう設定されています。入院日数の短縮を促すためですが，その結果，入院の長引きそうな患者は最初から受け入れない，といった患者選別の弊害も指摘されています（詳細は Q18）。

1 出来高払いと DPC 定額払い

出来高払い

薬（投薬・注射料）
処置・検査料
画像診断料
入院基本料など
リハビリテーション料
手術・麻酔料など
食費

定額払い（包括払い）

薬（投薬・注射料）1000 点未満の処置，検査料，画像診断料，入院基本料など
リハビリテーション料
手術・麻酔料など
食費

包括払い（DPC/PDPS）→
出来高払い →
変わらず →

③ 医師の技術を評価するドクターフィー

診療報酬は成功報酬ではないため，個別の医師の能力や技術は直接評価されません。診療報酬はすべて医療機関の収入となり，医療機関の給与体系に従って，医師をはじめ職員への給与が支払われます。実績のあるベテラン医師が行っても，経験の浅い若手医師が行っても，技術料が同じなのはおかしい，というのは誰もが感じる素朴な疑問でしょう。

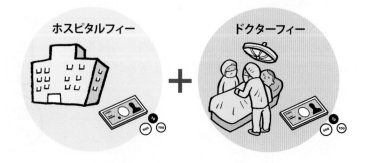

ホスピタルフィー ＋ ドクターフィー

2 DPC／PDPS の「てんかん」のツリー図

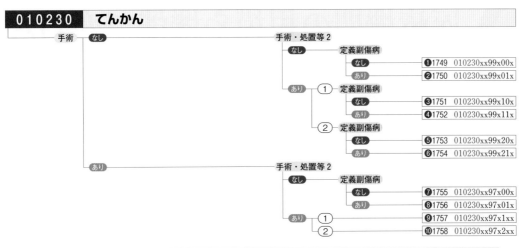

樹形図番号	入院期間			A日以下		A日超B日以下		B日超C日以下	
	A	B	C	入院期間①	点数／日	入院期間②	点数／日	入院期間③	点数／日
❶1749	2	6	30	1〜2日	3,757	3〜6日	2,197	7〜30日	1,867
❷1750	9	20	60	1〜9日	2,963	10〜20日	2,266	21〜60日	1,888
❸1751	4	12	60	1〜4日	3,955	5〜12日	2,288	13〜60日	1,945
❹1752	10	22	60	1〜10日	3,863	11〜22日	2,082	23〜60日	1,770
❺1753	6	13	60	1〜6日	3,811	7〜13日	2,861	14〜60日	2,064
❻1754	20	39	90	1〜20日	3,166	21〜39日	2,340	40〜90日	1,887
❼1755	5	17	60	1〜5日	2,881	6〜17日	2,351	18〜60日	1,990
❽1756	21	43	120	1〜21日	2,666	22〜43日	1,970	44〜120日	1,675
❾1757	23	48	120	1〜23日	3,218	24〜48日	2,413	49〜120日	2,051
❿1758	20	47	120	1〜20日	3,026	21〜47日	2,341	48〜120日	1,990

ICD 名称（010230 に対応する傷病名）

G40$ てんかん
G41$ てんかん重積（状態）

手術

K154$ 機能的定位脳手術
K154-2 顕微鏡使用によるてんかん手術（焦点切除術，側頭葉切除術，脳梁離断術）
K155 脳切截術（開頭して行うもの）
K168 脳切除術
K181$ 脳刺激装置植込術
K181-4 迷走神経刺激装置植込術
K181-5 迷走神経刺激装置交換術
K181-6$ 頭蓋内電極植込術
その他のKコード

手術・処置等1 （※）

K664 胃瘻造設術（経皮的内視鏡下胃瘻造設術，腹腔鏡下胃瘻造設術を含む）

手術・処置等2

① G005 中心静脈注射
　 J045$ 人工呼吸
② E101 SPECT
　 E101-2$ PET
　 E101-3$ PET－CT

定義副傷病

手術あり・なし共通
040081 誤嚥性肺炎

（編注） 症候性てんかんは，原因となる基礎疾患が脳にあり，脳内の特定の部位に電気的な異常・過剰放電が起こって発症する。症候性てんかんは「部分てんかん」と「全般てんかん」に分類されるが，ほとんどは「部分てんかん」に属する。

（『DPC点数早見表 2020 年 4 月版』／医学通信社より）

　アメリカでは外科手術を行った場合，診療報酬のうち手術料は執刀医に支払われ（**ドクターフィー**），そのほかの費用を病院が受け取る（**ホスピタルフィー**）というしくみになっています。近年，日本でもこのようなドクターフィー制度を導入すべき，という提案が出されています。産科や小児科の医師不足の問題や病院勤務医の過酷な勤務実態などがその背景にあります。高い能力を身につけた勤務医などがそれに見合った高い報酬が得られれば，勤務医の病院離れを防げるのではないか，という考え方です。日本とアメリカでは医療保険制度のしくみや精神風土など，様々な点で事情が異なるので，アメリカの制度をそのまま移行することはむずかしいでしょうが，今後も議論は続くでしょう。

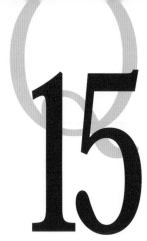

15 医療費はどうやって計算する? 医療機関の規模や機能で変わる料金
——診療報酬の計算方法①

医療費は公定価格で，全国一律です。しかし，具体的には，医療機関の規模や機能などに応じて，細かく細分化され金額が決められているため，どの病院にかかっても最終的にかかる費用が同じになる，というわけではありません。

① 医療機関の規模や病棟の種類で医療費が違う

保険医療機関などで請求される医療費は，どのような計算方法で決められるのでしょうか。医療費は基本的に，①診療報酬，②薬剤料，③材料料——で構成されています。医療機関は患者に提供した診察・治療に対して，「出来高払い」であれば，一つひとつの診療行為に対する点数に，算定できる加算等を合算していきます。

診療報酬には医療機関の規模や病棟の種類，医師や看護師などの人数など，いろいろな基準が設けられ，それに応じてきめ細かく価格が設定されています。

例えば再診料なら，以下のように決められています。

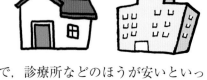

●診療所やベッド数が 200 床未満の中小病院：730 円
● 200 床以上の大きな病院（「外来診療料」という）：740 円

大病院の「外来診療料」には一部の検査や処置の料金が含まれているので，診療所などのほうが安いといっても，診療内容によっては診療所などのほうが高く付く場合もあります。例えば，再診で尿蛋白の検査をしたとします。200 床以上の病院なら外来診療料 740 円のままですが，診療所・200 床未満の病院なら検査料として 70 円（尿蛋白）＋ 340 円（検査判断料）が請求され，合わせて 1140 円になります。さらに診療所・200 床未満の病院では，処置やリハビリ等を行っていない場合，外来管理加算（520 円）が別に算定できます。

② 診療体制の整った病院ほど医療費は高い

入院の最も基本的な点数が「入院基本料」で，患者が快適に入院療養するための病院の体制を評価するものです。病院が算定できる入院基本料は，①病床の類型（一般病棟，療養病棟など），②平均在院日数（入院から退院までの平均日数），③看護配置（患者当たりの看護師数）・看護師比率（看護職員に占める看護師の割合），④患者の重症度などによって決まります。手厚く人手を掛けて効率の良い医療を行っている病院は，それだけ高額の入院基本料を算定できるわけです（図表 1）。

入院日数については，一般病棟に入院してから 2 週間の間は 1 日 4500 円が，その後 30 日までは 1 日 1920 円が入院基本料に加えて算定できます。入院が長引くほど病院にとっては利益が薄くなるので，できるだけ無駄のない効果的な治療を行って，患者を早期に退院させようとします。患者にとっては病院から追い立てられたような気分になることもあるでしょうが，急性期病院は急性期の病気治療に集中する，といった医療資源を効率的に活用するための制度設計になっているのです。

また，同じ病気で同じ規模の病院に入院して，同じような治療を受けても，料金が違う場合があります。例えば，一方が DPC 対象病院で，一方が DPC の適用を受けていない病院のようなケースです。DPC 対象病院では病名に対応した定額で算定しますが，DPC を導入していない病院は，その一つひとつの診療行為を積み上げて算定する出来高払いなので，入院費用が違ってくるのです（→ p.29 参照）。また，同じ DPC 対象病院であっても，その病院の機能などによって入院費用が多少違ってきます。

入院料を決めるもう一つの大きな要素が看護体制です。入院療養にとって，病院の看護体制が整っているかどうかは大切な要件の一つです。手厚い看護を受けられれば，それだけ療養生活も快適になって，病気の回復も早まろうというものです。そのため，入院料は看護体制の充実した病院ほど，より高い点数を付けて評価しています。図表1にもあるとおり，一般病棟の場合，入院基本料は，**①急性期一般入院料（7段階），②地域一般入院料（3段階）**── の**10段階で設定**され，入院患者数に対する看護職員の比率が高いものほど点数が高くなっています。**最も金額の高い入院料を取る病棟では，入院患者7人に対して1人の看護職員**（看護師，准看護師）が配置されている必要があります。看護職員のシフトが1勤務8時間の3交代制とすると，24時間を通じて7人を配置するためには，7人×3＝21人の看護要員が必要ということになります。

このようにある点数を算定するうえで，病院としてクリアしなければならない要件を
「施設基準」といいます。急性期一般入院料1の施設基準の概要を挙げてみましょう。

①1日の看護職員の数が入院患者7人に対して1人以上であること。
②看護職員の7割以上が看護師であること。
③入院患者の平均在院日数（その病棟で患者が退院するまでの平均日数）が18日以内であること。
④重症度，医療・看護必要度（患者の重症度等を評価）の基準を満たす患者を31％以上入院させていること。
⑤常勤医師が入院患者10人に対して1人以上であること。

これらの要件をすべて満たし，届出を行って，はじめて病院は所定の点数を算定できます。病院がどの入院基本料の届出を行っているかは，病棟内に掲示することになっているので，それで知ることができます。

「施設基準」はいろいろな診療点数に設けられています。各種加算点数の届出を行っている病院に入院すれば，患者にとってはそれだけ医療費負担が大きくなります。しかし，それだけ安全で質の高い医療を受けられるわけですから，安ければいいというものではありません。

1 病院の入院基本料（一般病棟入院基本料の例）

（1点＝10円）

	平均在院日数	看護配置	看護師比率	基本点数	初期加算を加えたあとの算定点数			外泊点数
					14日以内	15〜30日以内	30日超	
急性期一般入院料1	18日以内	7：1	70％以上	1650	2100	1842	1650	248
急性期一般入院料4	21日以内	10：1		1440	1890	1632	1440	216
地域一般入院料1	24日以内	13：1	40％以上	1159	1609	1351	1159	174
地域一般入院料2	24日以内	13：1		1153	1603	1345	1153	173
地域一般入院料3	60日以内	15：1		988	1438	1180	988	148
特別入院基本料	―	15：1未満	40％未満	607	907	762	607	91

2 具体的な算定例

（例）急性期一般入院料1，療養環境加算，診療録管理体制加算2の届出を行っているA病院に3日間入院した場合の入院料は，以下のようになります。

①入院初日

基本料	1650点
14日以内の初期加算	450点
診療録管理体制加算2	30点
療養環境加算	25点
	2155点

②2〜3日

基本料	1650点
14日以内の初期加算	450点
療養環境加算	25点
	2125点

3日間の合計 　2155点＋2125点×2＝6405点
　　　　　　　　　→**6万4050円**

※診療録管理体制加算は，専任の診療記録管理者を置いてカルテ等を管理し，診療情報を患者に提供している医療機関が算定できる加算です。入院初日にだけ算定できるので，2日目以降は計上されていません。入院基本料に対する加算項目には，入院初日に算定するもの，1日ごとに算定するもの，入院中1回のみ算定するものなどがあります。

※入院料は入院1日の点数を計算し算定します。この場合の1日は0〜24時を指します。そのため，入院費用を計算する場合，入院日の起算日は入院当日となりますから，入院日数のカウントの仕方に注意が必要です。1泊2日といえば，ホテルなら宿泊1日分の料金ですが，病院では24時より前に入院すると，たとえそれが数分前のことであっても1日分としてカウントされます。1泊2日なら2日分の入院料になるわけです。

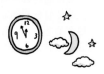

16 医療費はどうやって計算する？ "年齢"や"時間"で変わる料金
——診療報酬の計算方法②

医療費の額が変わる理由は，医療機関の規模や機能ばかりではありません。
患者の年齢や，受診する時間帯によっても変わります。

① 初・再診料から手術料まで加算が付く小児医療

　診療報酬には基本的な診療行為に設定された点数以外に，より質の高い医療を評価し，より充実した医療体制へ誘導するために，様々な加算が設けられています。例えば，Q15で述べたように，人員配置や施設・設備について一定の基準をクリアした医療機関に認められる加算をはじめ，手術や入院時，処置，検査などで特定の器具や材料を使った場合に付けられる加算，患者や家族に対して各種の指導・管理を行った場合に付く加算などです。医療は患者の病態によって，ケースバイケースで最適な治療法が選択されるので，同じ疾患であっても費用が違ってきます。

　最も身近な加算は，患者の年齢（乳幼児）や診療時間に配慮した**「年齢加算」**や**「時間加算」**でしょう。少子化の影響もあって，小児科を標榜する病院や診療所は年々減少しています。そのため，国は小児救急医療をはじめ小児医療体制の整備を進め，診療報酬上も手厚く評価してきました。小児医療における主な加算を挙げてみましょう。以下の点数が通常の点数にプラスされます。

初診料：6歳未満の乳幼児⇒**75点**
再診料・外来診療料：6歳未満の乳幼児⇒**38点**
入院基本料：乳幼児加算（3歳未満の乳幼児，1日につき）
　　　　　⇒病院 **333点／289点**（施設基準による）
　　　　　　診療所 **289点**
　　　　　幼児加算（3歳以上6歳未満，1日につき）
　　　　　⇒病院 **283点／239点**（施設基準による）

　　　　　　診療所 **239点**
手術：3歳未満の乳幼児⇒**所定点数の同額**
　　　幼児⇒**所定点数×0.5**
麻酔：未熟児（出生時体重2,500g未満，生後90日まで）・新生児（生後27日まで）⇒**（所定点数＋手技ごとの加算）×2**
　　　乳児（1歳未満）⇒**（所定点数＋手技ごとの加算）×0.5**
　　　幼児（3歳未満）⇒**（所定点数＋手技ごとの加算）×0.2**

　上記以外にも，小児医療に対する加算はあります。例えば，外来診療で静脈内注射を打ったとします。成人なら1回につき32点（320円）です。しかし，6歳未満の乳幼児に対しては45点（450円）が加算されるため，77点（770円）が算定できます。子どもの血管は細くて注射がむずかしいことや，泣いたり暴れたりして手間がかかることなどが加味されているわけです。小児外科も多くの点で成人の外科とは違います。特に新生児や乳児は成人と違った生理的特徴があり，手術前後や手術中の麻酔を含めた管理方法も極めて専門的でむずかしく，それだけ高く評価されているのです。

（例）夜になって2歳の子どもが発熱。午後10時過ぎにかかりつけの診療所で受診し，点滴注射を打ってもらい，帰りに処方せんが交付されました。
①初めての受診なので初診料がかかります。→**288点**
②年齢が6歳未満であり，かつ診療時間が深夜なので，乳幼児・深夜加算がかかります。→**695点**
③点滴を受けたので「点滴注射料」と「点滴薬剤料」がかかります（薬剤価格が400円とする）。
　＊点滴注射料→**98点**
　＊点滴薬剤料→**40点**
④点滴注射を6歳未満の乳幼児に行った場合，点滴注射乳幼児加算が付きます→**45点**
⑤処方箋を出してもらったので，処方箋料がかかります。→**68点**
⑥3歳未満の乳幼児に処方箋を交付すると，処方箋乳幼児加算が付きます。→**3点**

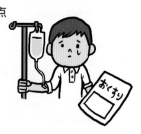

　以上を合計すると1237点，金額にすると1万2370円です。6歳児就学前までの自己負担は2割なので，窓口で支払う金額は2470円（10円未満は四捨五入）になります（医療費助成制度がない場合）。

② 開業時間外の診療に付く時間加算

　一般企業のサラリーマンにも決められた勤務時間外に働けば残業代や休日手当が付くように，医療機関も開業時間外の診療や夜間など，一定の時間帯での診療に対して加算を算定することができます。

　各医療機関は設定した診療日と診療時間を表示しています。その表示した時間を超えて診療を行ったとき（深夜，休日を除く），**「時間外加算」** が発生します。さらに，午後10時〜午前6時の間に診療を行った場合は**「深夜加算」** が，日曜日や祝祭日などには**「休日加算」** が付きます（深夜を除く）。ただし，平日の休診日は休日加算ではなく時間外加算・深夜加算となります（図表1）。深夜加算は診療の開始が午後10時以降の場合に発生しますが，医療機関の都合で診療開始がずるずると午後10時以降にずれこんだような場合は算定できません。

■**休日加算の対象**：日曜日，祝日，および年末年始（12月29〜31日，1月2,3日）です。

　※日曜日が診療日の場合は算定できません。

■**電話による相談**：患者やその家族が診療を受けている医療機関に電話で治療上の意見を求めた場合，医療機関は再診料を請求できますが，これらの時間加算も算定できます。

■**救急の体制を取っている医療機関への受診**：夜間の緊急医療を確保するために診療を行っている救急医療機関として，都道府県が作成した医療計画に記載されているものを「時間外特例医療機関」と言います。地域医療支援病院，救急病院，病院群輪番制病院，病院群輪番制に参加している有床診療所等がそれに当たります。これら時間外特例医療機関が夜間に初診や再診を行った場合，「時間外特例医療機関加算」が算定できることになっています。

■**小児科への受診**：また，時間外加算等についても，小児医療に関する特例があります。小児科（小児外科を含む）を標榜する医療機関が，6歳未満の患者に対して，所定の時間帯に初診や再診を行った場合，表示した診療時間や診療を受けられる態勢にあったかどうかに関係なく，時間外加算を算定できるというものです。

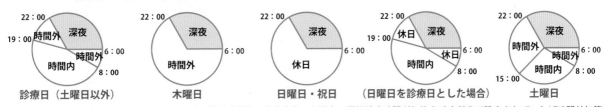

1 時間外加算，休日加算，深夜加算の時間帯の設定例 （一般的な医療機関の場合）

設定例 標榜診療時間：8：00〜19：00（土曜日は8：00〜15：00まで）
　　　　休診日：木曜日・日曜・祝日

診療日（土曜日以外）　　木曜日　　日曜日・祝日　　（日曜日を診療日とした場合）　　土曜日

※午前と午後の間に休憩時間を設けていて，その休憩時間内に診療を行った場合，標榜診療時間が午後6時を超えて設定されていれば時間外加算として扱われる。

③ 夜間・早朝に開業する診療所に加算

　時間外加算や深夜加算と紛らわしいのですが，これとは別に，深夜や早朝を診療時間とし，週に30時間以上開業している医科診療所を対象に，**「夜間・早朝等加算」** が設けられています。この場合の夜間・早朝という区分は，午後6〜10時および午前6〜8時（土曜日は正午〜午後10時，午前6〜8時）の時間帯を指します。診療所の診療時間内であっても，この時間帯に診療を行えば初診料や再診料に**50点を加算**することができます（図表2）。これは夜間救急の当直などで疲弊する病院勤務医の負担を軽減するため，診療所が朝の出勤前や

夕方の退社後の患者を受け入れやすくするために設けられたものです。

図表3は，初診料等の早見表です。ご活用ください。

2 診療所のための「夜間・早朝等加算」

設定例 標榜診療時間：6：00～9：00，17：00～22：00　　■の時間帯は初再診料に加算できます。
休診日：日曜日

平日　　　土曜日　　　日曜日・祝日

3 初診料・再診料・外来診療料早見表 （青色の点数は所定点数に加算する点数）

初 診 （病院・診療所共通）

A000 初診料：288点
◆紹介のない患者の初診料（※1）：214点
◆特定妥結率初診料（※2）：214点
◆機能強化加算（※3）：80点

時間外等加算（下記のいずれか一つのみ算定）		6歳以上	6歳未満	6歳以上の初診料 （288点＋加算）	6歳未満の初診料 （288点＋加算）
表示診療 時間外	●夜間・早朝（時間外）（※4）	85点	200点	373点（288＋85）	488点（288＋200） ●乳幼児加算：75点 （時間外等加算との併算定不可）
	●夜間・早朝／時間外特例医療機関（※5）	230点	345点	518点（288＋230）	633点（288＋345）
	●休日（※4）	250点	365点	538点（288＋250）	653点（288＋365）
	●深夜（※4）	480点	695点	768点（288＋480）	983点（288＋695）
	●夜間・早朝・休日・深夜以外の診療時間外	85点	200点	373点（288＋85）	488点（288＋200）
表示診療 時間内	●診療所の夜間・早朝等（※6）	50点	50点	338点（288＋50）	413点（288＋50＋75）
	上記以外（加算なし）			288点	363点（288＋75）

◆同一日・別傷病での他科受診：144点（紹介なし患者／未妥結医療機関：107点）（上記加算は算定不可）

再 診 A001再診料（診療所・一般病床200床未満の病院），A002外来診療料（一般病床200床以上の病院）

A001 再診料：73点
◆特定妥結率再診料（※2）：54点

A002 外来診療料（※7）：74点
◆他院紹介にかかわらず受診（※1）：55点
◆特定妥結率外来診療料（※2）：55点

時間外等加算 （下記のいずれか一つのみ算定）		6歳以上	6歳未満	6歳以上の 再診料（73点＋加算） 外来診療料（74点＋加算）			6歳未満の 再診料（73点＋加算） 外来診療料（74点＋加算）		
				診療所	200床未満病院	200床以上病院	診療所	200床未満病院	200床以上病院
表示診療 時間外	●夜間・早朝（時間外）（※4）	65点	135点	138点	138点	139点	208点	208点	209点
	●夜間・早朝／時間外特例医療機関（※5）	180点	250点	253点	253点	254点	323点	323点	324点
	●休日（※4）	190点	260点	263点	263点	264点	333点	333点	334点
	●深夜（※4）	420点	590点	493点	493点	494点	663点	663点	664点
	●夜間・早朝・休日・深夜以外の診療時間外	65点	135点	138点	138点	139点	208点	208点	209点
表示診療 時間内	●診療所の夜間・早朝等（※6）	50点	50点	123点	—	—	161点	—	—
	上記以外（加算なし）	—	—	73点	73点	74点	111点	111点	112点

●乳幼児加算：38点（時間外等加算との併算定不可）

●（再診料）外来管理加算	52点		—	52点	
●（再診料）時間外対応加算1（常時対応の診療所で算定）	5点		—	5点	
●（再診料）時間外対応加算2（準夜帯対応の診療所で算定）	3点		—	3点	
●（再診料）時間外対応加算3（当番日の準夜帯対応の診療所で算定）	1点		—	1点	
●（再診料）明細書発行体制等加算（診療所で算定）	1点		—	1点	
●（再診料）地域包括診療加算1，2（診療所で算定）（※8）	25点 18点		—	25点 18点	
●（再診料）認知症地域包括診療加算1，2（診療所で算定）（※9）	35点 28点		—	35点 28点	
●（再診料）薬剤適正使用連携加算（※10）	30点		—	30点	

◆同一日・別傷病での他科受診：37点（他院紹介患者／未妥結医療機関：27点）（上記加算は算定不可）

※1 ①紹介率50％未満かつ逆紹介率50％未満の特定機能病院又は一般病床200床以上の地域医療支援病院，②紹介率40％未満かつ逆紹介率30％未満の許可病床400床以上（一般病床200床未満を除く）の病院──が対象

※2 特定妥結率：許可病床200床以上の病院で，医薬品価格の妥結率が9月末で5割以下の場合など

※3 かかりつけ医機能に係る診療報酬（地域包括診療加算，小児かかりつけ診療料，在宅時医学総合管理料等）を届け出ている診療所又は許可病床200床未満病院で算定

※4 表示診療時間内の場合，時間外・休日・深夜加算は算定不可。①時間外特例医療機関の場合，②小児科標榜医療機関における6歳未満の患者の場合は，表示診療時間内であっても時間外・休日・深夜加算が算定可。
　　「夜間・早朝」（時間外）：標準は概ね午前6時～8時，午後6時（土曜は正午）～10時
　　「休日」：日曜日，祝日，12/29～1/3
　　「深夜」：午後10時～午前6時

※5 「時間外特例医療機関」：①地域医療支援病院，②救急病院・救急診療所，③病院群輪番制病院・病院群輪番制参加有床診療所・共同利用型病院等

※6 診療所の夜間・早朝等加算：夜間・早朝，休日，深夜を診療時間とする診療所で算定。時間外特例加算，小児科6歳未満特例加算を算定する場合を除く。

※7 外来診療料：検査と処置の一部を包括

※8 地域包括診療加算：診療所において，脂質異常症，高血圧症，糖尿病，認知症のうち2以上の疾患を有する患者に指導・診療した場合に加算

※9 認知症地域包括診療加算：地域包括診療加算の届出診療所において，認知症の患者（認知症以外に1以上の疾患を有する者）に対して指導・診療した場合に加算

※10 地域包括診療加算，認知症地域包括診療加算の算定患者が他院又は介護老人保健施設に入院・入所した場合において，医薬品の適正使用に係る連携を行い，処方薬剤の種類数が減少した場合に算定

（『診療点数早見表2020年4月版』／医学通信社より）

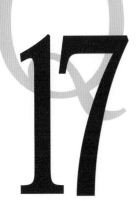

17 外来や入院の医療費はどのくらい？

——診療報酬の計算方法③

入院の場合は入院基本料や検査・処置・手術・リハビリテーションなどの費用，薬価・材料費のほか，入院時食事療養費などが掛かります。患者は一部負担金を支払いますが，公費負担医療制度や高額療養費制度も利用できます。

1 外来の流れと診療報酬

医療機関を初めて受診する**初診**の場合は，被保険者証を提示し，診療申込書と問診票に記入して提出します（**再診**の場合は，窓口の受付箱や自動受付機に診察券を投入します）。案内された診療科で診察を受け，自覚症状や診察ではわからない隠れた疾病の有無を**検査**で確認します。検査結果に基づき診断が行われ，個々の状況に応じて**注射**，**処置**などを受けます。診療後は窓口で会計を行い，**一部負担金**等を支払います。**処方箋**が交付された場合は保険薬局で薬を受け取ります。

1 外来の流れ

受付・問診	診察	検査	診断	処置・指導	会計	薬局

2 外来診療の費用の具体例（早期胃がん）

初再診	＊初診料	288点×1
	＊外来診療料	74点×2
医学管理	＊薬剤情報提供料	10点×1
	＊悪性腫瘍特異物質治療管理料（2項目以上）	400点×1
検査	＊免疫染色（免疫抗体法）病理組織標本作製（その他）	400点×1
	＊末梢血液一般検査	21点×2
	＊腫瘍マーカー（2項目）	230点×1
	＊出血時間	15点×1
	＊プロトロンビン時間（PT）	18点×1
	＊活性化部分トロンボプラスチン時間	29点×1
	＊ABO 血液型	24点×1
	（略）	（3954点）
	＊HBs 抗体半定量	32点×1

検査	＊各種検査加算	130点×1
	＊各種検査判断料	1038点×1
画像	＊腹部単純撮影 電子画像管理加算 デジタル1回	287点×1
	＊胸部単純撮影 電子画像管理加算 デジタル1回	287点×1
	＊CT 撮影 電子画像管理加算・造影剤使用加算	1520点×1
	造影剤（材料名省略）	548点×1
	＊画像診断管理加算1	70点×1
	＊コンピューター断層診断	450点×1
投薬	＊処方箋料	68点×1

合計点数（金額）	9,988点（99,880円）

患者一部負担（3割）29,960円 ／（1割）9,990円

2 入院の流れと診療報酬

入院は担当医が医師の裁量権と患者の同意に基づいて決定します。入院受付に入院申込書等の必要書類を提出したのち，病室に案内されます。手術を目的とした入院の場合，必要に応じて検査が行われますが，昨今では入院期間を短くするため，**入院前の外来で主な検査を済ませるケースも増えています**。手術後は，検査やリハビリ，回診で経過を確認したのち，主治医から退院許可が出されれば自宅療養に移行します。

3 入院の流れ（手術を行い，安静のためしばらく入院する場合）

受付・案内	術前検査	手術	安静	術後検査	退院	外来

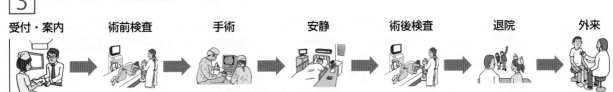

4 入院診療にかかる費用の具体例

1. 診療の費用（診療料＋薬剤料＋医療材料料） （消費税は非課税）

検査料	2,300点（ 23,000円）
投薬料	70点（ 700円）
注射料	500点（ 5,000円）
麻酔料	9,000点（ 90,000円）
手術料	43,000点（430,000円）
処置料	210点（ 2,100円）
画像診断料	4,300点（ 43,000円）
入院料	17,000点（170,000円）
合計点数（金額）	**76,380点（763,800円）**

患者：Aさん

〔63歳，男性，所得水準は一般（年収500万円）〕

病名：胃悪性腫瘍

手術：胃悪性腫瘍切除術（6月23日）

入院：6月21日入院（10日間）

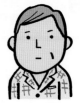

➡ ①**保険給付分 （7割）** 763,800円 × 0.7＝ **534,660円** ……………………（★1）

　 ②**患者一部負担（3割）** 763,800円 － 534,660円 ＝ **229,140円** …………（★2）

2. 入院時食事療養費 （消費税は非課税）

6月21日（1食），22日（2食），23日・24日（食無し），25日〜30日（3食） → 計21食

➡ 入院時食事療養費(Ⅰ)（1食につき）640円 × 21食 ＝ 13,440円

　 食堂加算（1日につき）50円 × 8日 ＝ 400円

➡ 合計金額　13,440円 ＋ 400円 ＝ 13,840円

　 ○**標準負担額**（1食につき）460円 × 21食 ＝ **9,660円** ……………………（★3）

　 ○**保険給付分** 13,840円 － 9,660円 ＝ **4,180円** …………………………（★4）

3. 保険外併用療養費に係る特別料金 （「選定療養」は消費税課税，「評価療養」は非課税）

差額ベッド（保険外併用療養「選定療養」）の料金：1日5,000円（消費税込み）

➡ ①**特別料金**　5,000円 × 10日 ＝ **50,000円** ………………………………（★5）

4. 療養の給付と直接関係ないサービスの費用 （消費税の課税対象）

テレビ代：2,000円（消費税込み），文書代（会社提出用）：5,000円（消費税込み）

➡ ①**実費負担額**　**7,000円** ……………………………………………………（★6）

**1. レセプトにより保険請求
する費用**　　　 **534,660円** ＋ **4,180円** ＝ **538,840円**
　　　　　　　　　　（★1）　　　 （★4）

2. 患者一部負担のうち医療保険の高額療養費制度により支払われる額

高額療養費の負担限度額（一般）：月額80,100円＋〔医療費763,800円－（80,100円×10／3）〕× 1％

＝80,100円＋（763,800円－267,000円）× 1％ ＝80,100円＋4,968円＝ 85,068円 ………………（★7）

➡ **元々の一部負担額（229,140円）** － **一部負担の限度額（85,068円）** ＝ **144,072円**
　　　　　　　　　　（★2）　　　　　　　　　　　　　　（★7）

3. 患者が窓口負担する費用　　 **85,068円** ＋ **9,660円** ＋ **50,000円** ＋ **7,000円** ＝ **151,728円**
　　　　　　　　　　　　　　　　（★7）　　　 （★3）　　　 （★5）　　　 （★6）

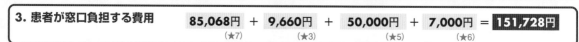

※患者が「限度額適用認定証」を提示した場合，高額療養費の「療養費払い」（患者の申請により後で還付される仕組み）ではなく「現物
　給付」（患者は医療機関窓口で負担限度額までを支払い，医療機関が保険者に高額療養費を請求する仕組み）を受けられる。

18 医療費はどうやって計算する？

医療費の **しくみ**

入院料も病院によって変わる──診療報酬の計算方法④

DPC/PDPS とは診断群分類に基づく定額報酬算定制度のことです。これまでの出来高支払い方式では過剰医療への誘因が働きやすいことから，検査や入院料などの費用が 1 日単位で包括される DPC/PDPS が 2003 年に導入されました。

① DPC とは

　急性期の入院医療に係る「**診断群分類定額報酬算定制度**」（DPC/PDPS：Diagnosis Procedure Combination/Per-Diem Payment System）は，これまでのいわゆる出来高払いによる点数表に代わって包括払いを導入・普及する目的でつくられました。特定機能病院等から収集した症例のデータをもとに日本独自の疾病分類を作成し，それに基づいて 3990 の診断群分類（包括評価）ごとに 1 日当たりの定額点数が決められています。

　DPC 対象病院では，対象となる患者についてはこの点数を算定したうえで，包括の範囲外とされる部分の出来高点数を加算して請求します。請求は患者ごとに主傷病名を決定し月単位で行います。

(1) **対象病院**：2003 年 4 月のスタート時点では，計 82 の特定機能病院の一般病棟が対象とされました。
　　2020 年 4 月現在，対象病院は 1757 施設にまで増加しています。

(2) **対象患者**：対象病院の**一般病棟に入院している患者**で，包括点数の設定された診断群分類に該当するものが算定対象となります。ただし，以下の患者は**包括算定の対象外**とされ，従来どおり出来高での算定となります。
　　(1)入院後 24 時間以内に死亡した患者または生後 1 週間以内に死亡した新生児，(2)評価療養を受ける患者，(3)臓器移植を受ける患者，(4)急性期以外の特定入院料等算定患者，(5)その他厚生労働大臣が別に定めるもの（新設された処置・手術等の算定患者等）

(3) **診断群分類（DPC）**：ICD-10 に基づく 18 の主要診断群（MDC）に大別される 502 の基礎疾患を，入院理由，重症度，手術・処置等の有無等で分け，**3990 の診断群分類**（DPC）について包括点数を定めています。

(4) **包括の範囲**：診断群分類に該当し包括算定となる場合でも，すべての点数が包括されるわけではありません。いわゆる**ホスピタルフィー的要素が包括評価**とされ，**ドクターフィー的要素については出来高点数で算定**し，対象患者については両者を合算した額での月単位の請求となります（図表 1）。

　　すなわち，DPC 請求の総額の算定式は，**DPC における総報酬額＝診断群分類による包括評価＋出来高評価＋入院時食事療養費等**──のようになります。

① DPC/PDPS の仕組み

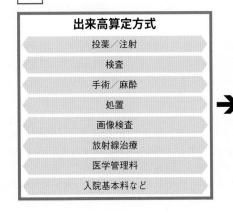
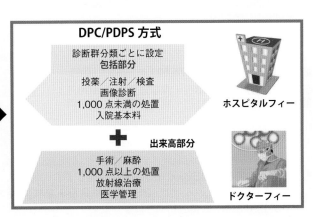

② DPC の計算方法

■診療報酬の支払い形態

診療報酬の請求は毎月行います。疾病分類は **"医療資源を最も投入した傷病名"** によります。退院時の診断群分類が入院中のものと異なる場合は，退院時に診療報酬の差額を調整します。

■診療報酬の額

診療報酬の額は，以下に掲げる額(1)，(2)の合計額とします。

(1) **診断群分類による包括評価：診断群分類ごとの１日当たり点数×医療機関別係数×入院日数×10 円**

(2) **出来高評価**：包括評価の対象外の項目

2 DPC/PDPS の計算方法

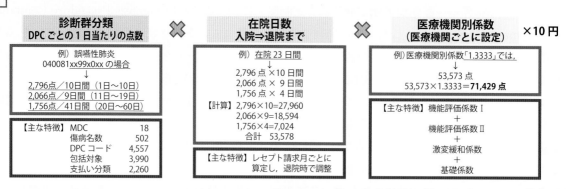

DPC/PDPS の包括部分の計算を実際に行ってみます。はじめに，**診断群分類**を１つ選びます。例として，誤嚥性肺炎 040081 を選んでいます。点数を算出するためには，**手術や処置**，**副病名**などの情報が必要です。この事例の分類は手術なしということで，040081xx99x0xx を選んでいます。この分類の配点は，入院１日目から 10 日目までが１日 2,796 点，11 日目以降は１日 2,066 点，20 日目以降は１日 1,756 点となっており，算定は，これらの配点に在院日数を当てはめていきます。つまり，23 日間入院した場合は，10 日＋ 9 日＋ 4 日に分解し，それぞれに配点を掛けて合計を出します。そして合計点に対し，病院ごとに決められた**医療機関別係数**を掛けて，包括部分の算定額が決まります。

3 医療費の例

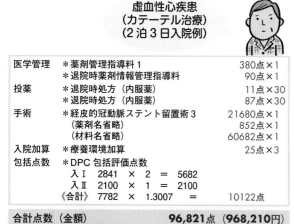

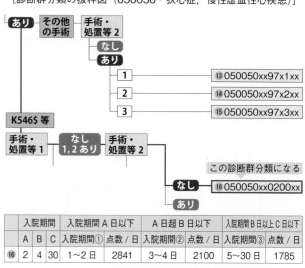

[診断群分類の抜粋図（050050・狭心症，慢性虚血性心疾患）]

虚血性心疾患の患者に対し，２泊３日の入院でカテーテル治療を行った例です。050050 狭心症，慢性虚血性心疾患の樹形図をたどっていくと，まず手術の有無で分かれており，「**あり**」を進むと「**その他の手術**」「K546 ＄」「K5531 等」に分かれます。本例は「K549 経皮的冠動脈ステント留置術」を実施しています。K549 は **K546 ＄等**に含まれるため，**K546 ＄等**の枝を選んで進み，⑯ **050050xx0200xx** に到達します。次いで，樹形図下の診断群分類点数表で，該当する数字を横にたどります。３日入院しているので，**2841 点× 2 日＋ 2100 点× 1 日＝ 7782 点**となり，この数字に医療機関別係数を乗じた額が DPC 点数による包括部分になります。

19 在宅医療では何をしてもらえる？ ——診療報酬の計算方法⑤

自宅や療養中の施設といった「在宅」で診療や治療を受けられるように医師が訪問したり，患者に在宅での療養の指導・管理を行うのが在宅医療です。超高齢化社会を迎え，国は在宅医療の推進を打ち出しており，これからますます身近なものとなるでしょう。

① 在宅医療とは

「在宅医療」とは，在宅（自宅あるいは療養中の施設など）で診療や治療を受けられるように医師や看護師等が訪問して診察やケアを行ったり患者に在宅での療養の指導や管理を行うものです。通院のできない患者が対象となります。

主に医師をはじめ医療スタッフの訪問・指導を評価した「**在宅患者診療・指導料**」と，在宅での患者・家族が行う療養への指導を評価した「**在宅療養指導管理料**」とに区分されます。

「在宅患者診療・指導料」では主に医師が訪問しますが，医師以外のスタッフが訪問して指導する場合もあります。その場合，医師の診察はないので，診療実日数には加えられません。「在宅療養指導管理料」は，患者自身の在宅療養のため，十分な指導，緊急時の対応等患者や家族への注意等を行うものです。必要な薬剤や材料を支給した場合は，「**在宅療養指導管理材料加算**」や「**特定保険医療材料料**」で算定します。

超高齢社会の我が国では，在宅医療のニーズは高まっています。そのため，患者対応24時間体制の在宅療養支援診療所や，病院でも在宅療養を支援する病院が増加している傾向にあります。

② 在宅患者診療・指導料

医師や看護師等が患者の自宅や居住系施設を訪問して行う診療や指導などを評価したものです。**同一日に同一建物内（特別養護老人ホームやサービス付き高齢者向け住宅，グループホームなど）に居住する複数の患者**に対し，訪問診療や訪問看護等を行った場合は点数が低くなります。なお，**訪問に要した交通費は患者が負担**します。

① 主な在宅患者診療・指導料

1. 往診料（C000）

往診は患家の（緊急な）依頼により，必要に応じて行います。定期的な訪問診療については，在宅患者訪問診療料等により算定します。

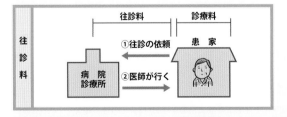

2. 在宅患者訪問診療料（I）（C001）

通院が困難な在宅患者，同一建物居住者等に対し，計画的な医学管理の下に定期的に訪問して診療をした場合に算定します。

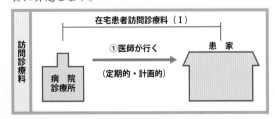

3. 在宅時医学総合管理料（C002），施設入居時等医学総合管理料（C002-2）

施設基準の届出をした診療所，許可病床数が200床未満の病院または在宅療養支援病院において，通院が困難な在宅患者，施設入所者等に対して，計画的な医学管理の下に，月2回以上の定期的な訪問診療を行っている場合に，月1回に限り算定します。

③ 在宅療養指導管理料

在宅療養指導管理は，在宅療養についての指導管理を行った場合に算定するものです。在宅療養に必要な薬剤や材料を支給（または貸与）した場合は，在宅療養指導管理材料加算，薬剤料，特定保険医療材料料を加算します。

[2] 主な在宅療養指導管理料

1. 在宅自己注射指導管理料（C101）

在宅自己注射とは，特定の物質を間歇的または持続的に長期間にわたり必要とし，注射により補充する必要がある場合に，患者自らが在宅で注射するものです。在宅自己注射に当たっては，医師により指導・管理を行い，必要な薬剤・器材を患者に支給します。

2. 在宅自己腹膜灌流指導管理料（C102）

慢性腎不全などで人工透析を必要とする場合，血液透析（人工腎臓）による方法と，腹膜灌流による方法があります。腹膜灌流による方法は，連続携行式腹膜灌流（CAPD）によって，在宅で患者自身が行うことができます。

3. 在宅酸素療法指導管理料（C103）

高度慢性呼吸不全例，肺高血圧症，慢性心不全またはチアノーゼ型先天性心疾患の患者で，在宅酸素療法を医師が必要と認めた場合に対象となります。

4. 在宅中心静脈栄養法指導管理料（C104）

腸管機能不全や腸管大量切除例で経腸栄養によっては十分な栄養確保が見込めない安定した病態にある退院患者で，在宅において患者自らが中心静脈栄養法を行う必要があると医師が認めた場合に対象となります。

5. 在宅悪性腫瘍等患者指導管理料（C108），在宅悪性腫瘍患者共同指導管理料（C108-2）

悪性腫瘍の患者で，在宅で患者自ら，持続性の疼痛に対する鎮痛剤の自己注射（注入），または抗悪性腫瘍剤やインターフェロンアルファ製剤の自己注射（注入）を行う必要があると医師が認めた場合に対象となります。なお，鎮痛療法については，筋萎縮性側索硬化症，筋ジストロフィーの患者も対象となります。

在宅悪性腫瘍患者共同指導管理料は，在宅医療を担う医療機関と他医療機関の緩和ケアの研修を受けた医師が，同一日に連携して悪性腫瘍の鎮痛療法や化学療法に関する指導管理を行った場合に，後者の医療機関において算定します。

6. 在宅自己疼痛管理指導管理料（C110）

慢性難治性疼痛を有し，植込型脳・脊髄電気刺激装置を植え込み，疼痛管理を行っている患者のうち，在宅自己疼痛管理を行うことが必要と医師が認めた場合に対象となります。

[3] 主な在宅医療の手技・材料

1. 在宅自己注射

保険適用となる薬剤として，インスリン製剤（糖尿病）やヒト成長ホルモン剤（下垂体性小人症）などが定められています。インスリン製剤注射で使用される携帯用注入器の一つに，**万年筆型インスリン注入器**があります。ペンの形をしていて繰り返し使用でき，インスリン入りカートリッジは中身がなくなるまで使えるため，1回ごとに注射液を詰める作業が軽減されます。

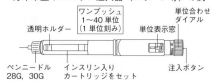

万年筆型インスリン注入器（ノボペン等）の例

2. 連続携行式腹膜透析（CAPD）

腹膜灌流は，自己の腹腔内に 2L 程度の透析液を注入し，一定時間滞留させることで，腹膜を通して血液の浄化を行う方法です。現在，標準的な**連続携行式腹膜透析（CAPD）**は1日4〜5回腹腔内の透析液を交換し，24時間緩徐に透析を行います。

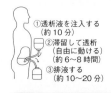

①透析液を注入する（約10分）
②滞留して透析（自由に動ける）（約6〜8時間）
③排液する（約10〜20分）

①〜③を1日4回繰り返します。
CAPD を行うにあたっては，前もって留置カテーテルの設置術（K635-3）を行います。

3. 携帯型ディスポーザブル注入ポンプ（加算）

薬液を一定の速度で一定の時間，持続注入できる注入器です。

悪性腫瘍の患者が麻薬性鎮痛剤または抗悪性腫瘍剤を在宅で使用する際に使います。一般に，最大で7日間までの微量持続注入ができ，当注入ポンプは携帯が可能で日常生活も制限されません。

[4] 医療費の具体例

脳梗塞の後遺症のため歩行困難になった80歳の男性（年収240万円）。通院が困難になったため，在宅療養支援診療所（在支診）の医師が月2回の訪問診療を行うことになった。その他に訪問看護ステーションがケアを行っている。男性は慢性呼吸不全も併発しており，自宅で酸素療法を行っている。

診察	＊再診料，明細書発行体制等加算	74点×1
	＊外来管理加算	52点×1
在宅医療	＊往診料	720点×1
	＊在宅患者訪問診療料（Ⅰ）「1」イ（同一建物居住者以外）	888点×2
	＊在宅時医学総合管理料「2」イ（在宅療養支援診療所）（1）単一建物診療患者が1人の場合	4600点×1
	＊訪問看護指示料	300点×1

在宅医療	＊在宅酸素療法指導管理料「2」その他の場合	2400点×1
	＊酸素濃縮装置加算	4000点×1
	＊酸素ボンベ加算「1」携帯用	880点×1
	＊在宅酸素療法材料加算「2」その他の場合	100点×1

| 合計点数（金額） | **14,902点（149,020円）** |

患者一部負担 18,000円（70歳以上・一般の1月当たり自己負担限度額が18,000円のため）

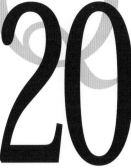

医療費の **しくみ**

20 紹介状や診断書にも お金がかかる？ ——文書等にかかる診療報酬

「医療行為」そのものの費用以外にも，お金がかかる場合があります。民間保険会社に提出するために診断書を発行してもらった場合などが一例です。また，入院中のシーツ交換代や，包帯の費用などはどのようになっているのでしょうか？

① 患者から実費を徴収してよいもの，徴収してはいけないもの

医療にかかる費用は「医療行為」への対価ばかりではありません。入院治療ともなれば，日常生活に必要ないろいろなサービスや物を医療機関が提供することになります。そこには当然，費用が発生しますが，これらの費用は，①**医療機関が負担するもの**と，②**患者が実費を負担するもの**——に分けられています。「Q5」でも取り上げましたが，もう少し具体的な例を図表1に挙げます。

なお，患者から実費を徴収する場合，費用の徴収は，医療機関と患者の同意に基づいて行われなくてはいけません。サービスを利用するかどうか患者が選択できるよう，医療機関は次の①〜④のような対応が必要です。

1 患者から実費徴収が認められるもの，認められないもの

患者から実費徴収できるもの ⇒患者が負担

❶ 日常生活上のサービスに係る費用
①おむつ代，尿とりパット代，腹帯代，T字帯代
②病衣貸与代（手術，検査等を行う場合の病衣貸与を除く）
③テレビ代
④理髪代
⑤クリーニング代
⑥ゲーム機，パソコン（インターネットの利用等）の貸出し
⑦MD，CD，DVD各プレーヤーの貸出しおよびそのソフトの貸出し
⑧患者図書館の利用料 等

❷ 公的保険給付とは関係のない文書の発行に係る費用 →図表2に再掲
①証明書代（例）産業医が主治医に依頼する職場復帰等に関する意見書，生命保険等に必要な診断書等の作成代 等
②診療録の開示手数料（閲覧，写しの交付等に係る手数料）
③外国人患者が自国の保険請求等に必要な診断書等の翻訳料 等

❸ 診療報酬点数表上実費徴収が可能なものとして明記されている費用
①在宅医療に係る交通費
②薬剤の容器代（ただし，原則として保険医療機関等から患者へ貸与するものとする）等

❹ 医療行為ではあるが治療中の傷病に対するものではないものに係る費用
①インフルエンザ等の予防接種，感染症の予防に適応を持つ医薬品の投与
②美容形成（しみとり等）
③禁煙補助剤の処方（ニコチン依存症以外の疾病について治療中の患者に対するスクリーニングテストでニコチン依存症と診断されなかった場合の処方に限る）等
④治療中の疾病又は負傷に対する医療行為とは別に実施する検診（治療の実施上必要と判断し検査等を行う場合を除く）等

❺ その他
①保険薬局における患家等への薬剤の持参料及び郵送代
②保険医療機関における患家等への処方箋及び薬剤の郵送代
③日本語を理解できない患者に対する通訳料
④他院より借りたフィルムの返却時の郵送代
⑤院内併設プールで行うマタニティスイミングに係る費用
⑥患者都合による検査のキャンセルに伴い使用することのできなくなった当該検査に使用する薬剤等の費用（現に生じた物品等に係る損害の範囲内に限る。なお，検査の予約等に当たり，患者都合によるキャンセルの場合には費用徴収がある旨を事前に説明し，同意を得ること）
⑦院内託児所・託児サービス等の利用料
⑧手術後のがん患者等に対する美容・整容の実施・講習等
⑨有床義歯等の名入れ（刻印・プレートの挿入等）
⑩画像・動画情報の提供に係る費用〔B010 診療情報提供料(II)を算定すべき場合を除く〕
⑪公的な手続き等の代行に係る費用 等

患者から実費徴収できないもの ⇒医療機関が負担

❶ 手技料等に包括されている材料やサービスに係る費用
ア 入院環境等に係るもの
（例）①シーツ代，②冷暖房代，③電気代（ウォークマン等を使用した際の充電に係るもの等），④清拭用タオル代，⑤おむつの処理費用，⑥電気アンカ・電気毛布の使用料，⑦在宅療養者の電話診療，⑧医療相談，⑨血液検査など検査結果の印刷費用代 等
イ 材料に係るもの
（例）①衛生材料代（ガーゼ代，絆創膏代等），②おむつ交換や吸引などの処置時に使用する手袋代，③手術に通常使用する材料代（縫合糸代等）等
ウ サービスに係るもの
（例）①手術前の剃毛代，②医療法等で設置が義務付けられている相談窓口での相談，③車椅子用座布団等の消毒洗浄費用，④インターネット等より取得した診療情報の提供，⑤食事時のとろみ剤やフレーバーの費用 等

❷ 診療報酬の算定上，回数制限のある検査等を規定回数以上に行った場合の費用（費用を徴収できるものとして，厚生労働大臣の定めるものを除く）

❸ 新薬，新医療機器，先進医療等に係る費用
①薬事法上の承認前の医薬品，医療機器（治験に係るものを除く）
②適応外使用の医薬品（評価療養を除く）
③不妊治療等の保険適用となっていない治療方法（先進医療を除く）

①院内の見やすい場所（受付窓口・待合室等）に，実費徴収するサービス等の内容と料金を掲示する。
②患者にわかりやすく説明して同意を確認し，サービス等の内容と料金を明示した文書に署名をもらう。
③他の費用と区別した内容のわかる領収証を発行する。
④「お世話料」，「施設管理料」，「雑費」といった曖昧な名目での実費徴収はしない。

② 公的保険給付とは関係のない文書の発行料は，医療機関が自由に設定

「文書料」は，文書の種類によって有償か無償か違ってきます。図表1にもあったとおり，民間保険会社に提出する診断書のように，医療保険の保険給付を受ける目的ではない文書は，有償で交付してよいことになっています。金額に関する規定はないので，医療機関は任意に料金を設定することができます。入院・通院証明書などの交付料は，数千円の設定が一般的です。証明書を発行する医師は提出先から問合せがあれば，そのつど回答しなければなりません。医師の技能と責任に対する費用を考慮した料金設定と言えるでしょう。

③ 公的保険給付に関する文書は原則無償だが，例外も…

一方，公的保険給付に関わる文書の交付は，原則的に無償と定められています。しかし，例外もあって，①**無償で交付するもの**，②**診療報酬点数として設定されているもの**，③**有償で交付してよいもの**──の３つに分類されます。文書の種類と料金については，図表2を参照してください。

2 文書の種類と文書料の扱い

①無償で交付 	**→患者が公的保険の給付を受けるために必要な書類は，原則ここに分類される**	
	・退院証明書 ・療養費支給申請のための領収証明細書 ・柔道整復の施術に係る保険医の施術同意書 ・生活保護につき発行した証明書・意見書 ・日本スポーツ振興センターへ提出する「医療等の状況」 ・自立支援医療証（育成医療・更生医療）交付申請のための意見書等	・原爆被爆者対策による健康管理手当申請のための診断書 ・公害健康被害補償制度の認定更新診断書 ・主治医診断報告書 ・医学的検査結果報告書 ・公害保健福祉事業および環境保健事業参加に係る医師の意見書 ・保険診療に係る領収証・明細書
②診療報酬点数で設定 されているもの	・紹介状（①他施設へ紹介する時，②セカンドオピニオンを受ける時，③紹介元に情報提供する時） （診療情報提供料） ・はり・きゅう・マッサージの施術に係る同意書または診断書（療養費同意書交付料） ・傷病手当金意見書（傷病手当金意見書交付料）	・感染症法（結核）の公費負担申請のための診断書（診断書のみ発行の場合） ・感染症法（結核）の公費負担申請のための診断書（申請代行した場合）および協力料 ※紛失などによって再交付してもらった場合は，保険診療の対象にならないので，全額自己負担になります。
③有償で交付してよい	**→公的保険の給付を受けるために必要な書類のうち，例外的に有償で交付できるもの**	
	・出産育児一時金，家族出産育児一時金証明書 ・出産手当証明書 ・介護保険の施設系サービス等利用前の健康診断書 ・介護保険の居宅サービス利用前の健康診断書 ・小児慢性特定疾患医療申請のための意見書 ・身体障害者手帳交付申請手続きのための診断書 ・自立支援医療証（育成医療・更生医療）交付申請のための意見書等（初回申請時） ・自立支援医療（精神通院）の公費負担申請手続きのための診断書 ・肝炎治療特別促進事業による医療費助成のための診断書	・難病等医療費助成制度，特定疾患治療研究事業の公費負担申請の臨床調査個人票・意見書・診断書 ・先天性血液凝固因子障害等治療研究事業の公費負担申請のための診断書 ・医薬品副作用被害救済制度の救済給付の請求のための診断書 ・予防接種健康被害救済制度の申請のための診断書等 ・保険診療に係る領収証・明細書（正当な理由を有する診療所のみ。実費相当） ・就業可能証明書，登校（園）許可証明書
※金額は，医療機関がそれぞれ設定する	**→公的保険の給付と関係ないため，有償で交付できるもの**	
	・民間保険の給付を受けるための証明書代	・カルテ開示代

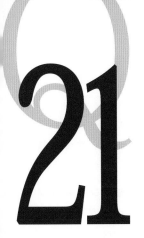

21 安い薬を選ぶことができる？——医薬品の種類

医療機関で処方される薬剤は，①医療機関内でもらうのか薬局でもらうか，②どの薬局でもらうか，③その薬剤を使うか——等で，少しずつ金額が変わってきます。とくに，ジェネリック医薬品は安いので，自己負担を抑えることができます。

① 院内処方と院外処方

医療機関で診察を受け，薬を処方してくれたとき，その薬をその医療機関の窓口で受け取る場合もあれば，処方せんをもらって外部の調剤薬局で受け取る場合もあります。前者を**「院内処方」**，後者を**「院外処方」**と呼び，医療機関はどちらかの方法を選ぶことができます。

以前は院内処方が一般的でした。近年は，薬剤の処方は医師が，その処方せんによる薬剤の調剤・投与は薬剤師が行うというように，役割を分担させる**「医薬分業」**の方向に進んでいます。患者の立場からすると，受診した医療機関で薬ももらえるほうが楽かもしれません。しかし，医師の処方に間違いがないとは限りません。いつも利用し，患者の服薬履歴などを管理している，いわゆる**かかりつけ薬局の薬剤師**によって，薬の重複投与や相互作用などチェックしてもらうほうが安心です。それが医薬分業の狙いです。

※医薬分業の背景には，医療機関が薬剤の仕入額と国が定めた薬価との価格差によって利益（薬価差益）を得ている実態を是正し，過剰な投薬を抑え，医療費を抑制しようという目的もありました。

患者が負担する医療費の点からみると，薬の種類と量が同じならば，**「院内処方」よりも「院外処方」のほうが高くなります**。院外の薬局で薬を受け取る場合，薬剤料や調剤料のほかに，処方箋の発行に対して医療機関に支払う処方箋料と，薬局に支払う調剤基本料や薬学管理料が別途かかるからです。

《薬局に支払う費用の構成》

①調剤技術に関する料金（調剤基本料＋調剤料など）：調剤薬局が処方箋を受け付けたときにかかる料金。処方箋の枚数にかかわらず，1回の受付について発生します。調剤基本料や調剤料は，薬を調剤する技術にかかる料金で，内服薬や外用薬など薬の種類や日数によって金額も違ってきます。

②薬剤に関する服薬指導・管理や情報提供などの料金（薬学管理料）：薬学管理料には，薬剤服用歴管理指導料や薬剤情報提供料などサービスの内容に応じていくつかの項目があります。

③薬剤そのものの料金（薬剤料）

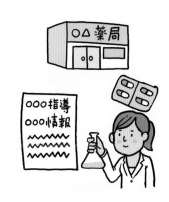

では，処方された薬が同じなら，どの調剤薬局でも値段は同じでしょうか。実は，必ずしも同じではありません。**薬局によって調剤基本料が異なる**場合があるためです。1カ月の処方箋の受付が所定回数を超え，特定の医療機関に集中しているような調剤薬局は料金が低く設定されていて，それだけ患者負担も安くなるのです。大病院のそばにある大型の薬局に多いようです。

値段に差が付く理由はほかにもあります。**「後発医薬品（ジェネリック医薬品）」**を多く扱っている薬局で算定できる「後発医薬品調剤体制加算」のように，薬局によって異なるいくつかの加算点数があるためです。

薬局の調剤体制や実績に応じて，調剤報酬に差が設けられているのは，いわゆるかかりつけ薬局制度を推進したい，あるいは薬剤費の伸びを抑制したいといった医療政策に基づいています。

② 安くてもまだ普及率の低いジェネリック医薬品

最近,「ジェネリック医薬品」という言葉をよく耳にしますが,これはどのような薬でしょうか。

　新しく開発された医薬品は一定期間特許権に守られ,独占的に製造・販売することが認められています。特許が切れると,ほかの薬品メーカーはそれと同じ成分,同じ効果をもつ薬を製造・発売することができます。この場合,**オリジナルの薬を「先発医薬品」**というのに対して,**後から製造した薬を「後発医薬品＝ジェネリック医薬品」**と言います。研究開発費がそれほどかかっていない分だけ,新薬に比べて2～8割程度安くなります（図表1）。毎年,国民医療費に占める薬剤費の伸びが大きいので,国民医療費を抑制するため,国は熱心にジェネリック医薬品の普及を進めようとしています。

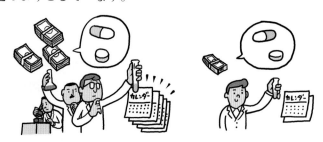

　2008年4月からは,「後発医薬品への変更不可」という処方箋の所定の欄に医師の署名がないかぎり,**患者自身が先発医薬品かジェネリック医薬品かを選べる**ようになりました。こうした流れを受けて2005年に32.5％だったジェネリック医薬品のシェアは,2018年度には72.6％（新指標,数量ベース）にまでに増え,60～90％である欧米先進国と比べてかなり差は縮まってきています。国は2020年9月までに普及率を80％まで高めることを目標に掲げていますが,普及が緩慢な理由がいくつか指摘されています。

① MR（医薬情報担当者）の数が少なく,医薬品の情報提供が乏しい

②中小メーカーが多く,安定供給に不安がある

③効能・効果が先発医薬品とまったく同等であるという品質面での検証がなされていない

　③の安全性の問題については,厚生労働省が先発医薬品との同等性や安全性があるものには承認を与えているので,必要以上に警戒する必要はないのかもしれません。特に,慢性疾患などで長期的にたくさんの種類の薬を服用している人は,薬代の負担も大きいはずですから,一度,医師に相談してみるとよいでしょう。

※ジェネリック医薬品は特許権の満了した先発医薬品しか製造販売できないので,すべての先発医薬品に対応したジェネリック医薬品があるわけではありません。どのようなジェネリック医薬品があるか,そのリストを掲載した冊子があります。独立行政法人医薬品医療機器総合機構が発行する『医療用医薬品品質情報集』,通称オレンジブックです。これは明確な審査基準に基づいて検査を行い,品質保証の得られたジェネリック医薬品を掲載しているものです。

1 先発医薬品と後発医薬品の価格差（例）

商品名（先発医薬品）	用途	一般名（主成分）	先発品薬価	後発品薬価（1例）
セルベックスカプセル 50mg	胃炎・胃潰瘍治療薬	テプレノン	9.60 円	6.30 円
レニベース錠 10	高血圧治療薬	エナラプリルマレイン酸塩	40.50 円	16.20 円
ベイスン OD 錠 0.2	糖尿病治療薬	ボグリボース錠	26.70 円	10.60 円
メバロチン錠 10	高脂血症治療薬	プラバスタチンナトリウム錠	61.40 円	16.80 円
ゼスラン錠 3mg	アレルギー治療薬	メキタジン錠	8.40 円	5.70 円
ハルシオン 0.25mg 錠	睡眠導入剤	トリアゾラム錠	12.40 円	5.90 円
ラニラピッド錠 0.1mg	強心剤	メチルジゴキシン錠	7.80 円	5.90 円
カルナクリン錠 25	ホルモン剤	カリジノゲナーゼ錠	10.20 円	5.90 円
カソデックス錠 80mg	前立腺癌治療薬	ビカルタミド錠	594.80 円	234.80 円

22 明細付き領収証で医療費をチェック！——医療費明細書の内容

医療費の支払いをしたら，多くの医療機関では明細書を発行しています。受けた具体的な医療行為がわかるようになっていますので，間違いがないか内容を確認するようにしましょう。

1 医療費の内容が詳しくわかる明細書付き領収証

病院や診療所で受診したあと，会計窓口で支払いをすると領収証をもらえます。これは当たり前のことのように思えますが，医療機関などが領収証を無償で発行しなければならなくなったのは，14年前（2006年9月）のことです。発行を義務付けられたのは，保険医療機関（病院，診療所），保険薬局，指定訪問看護事業者です。

領収証の様式も単に請求金額の受取りを証明するという簡単なものではなく，検査にいくら，投薬にいくらと大まかな医療費の内容がわかるものになりました。**医療の透明化**や患者への**情報提供の推進**を図ったものです。

現在では，一部の診療所を除き，すべての医療機関で，患者からの求めがあれば，具体的な診療報酬の算定項目までわかる明細書の交付が義務づけられました（図表1）。

自分が受けた医療行為に設定された価格が逐一記載されていれば，医療費の請求の根拠が明確になります。例えば，在宅療養の患者が，インスリン製剤などの自己注射を行うために，医師から実施方法や注意点などの説明を受けた場合，明細書には「在宅自己注射指導管理料」という項目名と「1230点」という点数，および回数が記載されます。患者は医者のあの行為がこの料金なのかと，あとから一つひとつ確認できるわけです。

1 明細書付き領収証のサンプル

診療明細書（記載例）

患者番号	入院 保険		氏名 ○○ ○○ 様	受診日	YYYY/MM/DD
受診科					

部	項目名	点数	回数
医学管理	＊薬剤管理指導料2（1の患者以外の患者）	○○○	○
注射	＊点滴注射 　A注0.1%　0.1% 100mL　1袋 　生理食塩液500mL　1瓶 ＊点滴注射料 ＊無菌製剤処理料2	○○○ ○○ ○○	○ ○ ○
処置	＊救命のための気管内挿管 ＊カウンターショック（その他） ＊人工呼吸（5時間超）360分 ＊非開胸的心マッサージ　60分	○○○ ○○○○ ○○○ ○○○	○ ○ ○ ○
検査	＊微生物学的検査判断料 ＊検体検査管理加算（2） ＊HCV核酸定量	○○○ ○○○ ○○○	○ ○ ○
リハビリ	＊心大血管疾患リハビリテーション料（1） 　早期リハビリテーション加算 　初期加算	○○○	○○
入院料	＊急性期一般入院料7 ＊医師事務作業補助体制加算1（50対1） ＊救命救急入院料1（3日以内） ＊救命救急入院料1（4日以上7日以内）	○○○○ ○○○○ ○○○○ ○○○○	○ ○ ○ ○

［厚労省通知（令2保発0305・2）より］

2 患者のプライバシーに要注意

先に述べたとおり，無償での明細書付き領収証の発行義務化は，すべての保険医療機関や保険薬局に適用されたわけではありません。まず，正当な理由（明細書の発行が機械的にできないなど）のある診療所では，患者の同意があれば料金を徴収してよいことになっています。また，レセプト電子請求を行っていない医療機関は明細書発行の義務はなく，各医療機関の方針に委ねられています。そのような医療機関でも患者の要望に応えるため，手書きの明細書を作成・発行するところもあります。その場合も料金を徴収できます。

医療機関や薬局が明細書発行にどのように対応しているかについては，院内や薬局内の掲示内容を確認するか，会計窓口で聞くとよいでしょう（図表2）。

なお，一つ注意すべき点を挙げておきます。医療機関等は，患者が明細書付き領収証の発行を希望するかどうかを確認することになっています。明細書の記載から使用した薬剤や実施した検査など，医療内容がわかるので，患者に病名を告知していないなどの場合に不都合が生じるリスクがあるからです。

明細書発行が「義務」となっている医療機関の場合 →無償	患者に求められた場合に「義務」の医療機関の場合 →有償でもよい	「義務」ではないが，発行する医療機関の場合 →有償でもよい	「義務」ではないため発行しない医療機関の場合
「個別の診療報酬の算定項目の分かる明細書」の発行について 　　　　　　　　○年○月 　　　　　▲▲▲病院 　当院では，医療の透明化や患者への情報提供を積極的に推進していく観点から，○年○月○日より，領収証の発行の際に，個別の診療報酬の算定項目の分かる明細書を無料で発行することと致しました。 　また，公費負担医療の受給者で医療費の自己負担のない方についても，●年●月●日より，明細書を無料で発行することと致しました。 　なお，明細書には，使用した薬剤の名称や行われた検査の名称が記載されるものですので，その点，御理解いただき，ご家族の方が代理で会計を行う場合のその代理の方への発行も含めて，明細書の発行を希望されない方は，会計窓口にてその旨お申し出下さい。	「個別の診療報酬の算定項目の分かる明細書」の発行について 　　　　　　　　○年○月 　　　　　▲▲▲病院 　当院では，医療の透明化や患者への情報提供を積極的に推進していく観点から，希望される方には，個別の診療報酬の算定項目の分かる明細書を発行しております。 　明細書には，使用した薬剤の名称や行われた検査の名称が記載されるものですので，その点，御理解頂いた上で，発行を希望される方は○番窓口までお申し出下さい。発行手数料は1枚○円になります。 　なお，全ての患者さんへの明細書の発行，公費負担医療の受給者で医療費の自己負担のない患者さんへの明細書の発行については，自動入金機の改修が必要なため，現時点では行っておりませんので，その旨ご了承ください。	「個別の診療報酬の算定項目の分かる明細書」の発行について 　　　　　　　　○年○月 　　　　　▲▲▲病院 　当院では，医療の透明化や患者への情報提供を積極的に推進していく観点から，希望される方には，個別の診療報酬の算定項目の分かる明細書を発行しております。 　明細書には，使用した薬剤の名称や行われた検査の名称が記載されるものですので，その点，御理解頂いた上で，発行を希望される方は○番窓口までお申し出下さい。発行手数料は1枚○円になります。	「個別の診療報酬の算定項目の分かる明細書」の発行について 　　　　　　　　○年○月 　　　　　▲▲▲病院 　当院では，個別の診療報酬の算定項目の分かる明細書を発行するシステムを備えていないため，明細書の発行はしておりません。 　その点御理解いただき，診療にかかる費用については，初・再診料，投薬，注射などの区分ごとに費用を記載した領収証を発行いたしますのでご確認下さい。

③ 医療費チェックのポイント

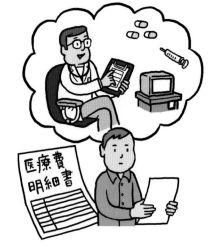

　領収証や明細書の発行は患者自身にコスト意識をもたせることも狙いの一つです。では，領収証や明細書をどのようにチェックすればいいのでしょう。

　まず，**領収証は医療費控除の申請にも必要なので，必ず保管**しましょう。保険者によって仕組みは違いますが，保険者からは医療機関にかかった被保険者に対して定期的に**「医療費通知」**が送られてきます。これはある期間に利用した病院や診療所，薬局に対して，医療費がどれだけかかったかを患者に知らせる文書です。この医療費通知と保管した領収証とを突き合わせ，双方の金額に相違はないか確認します。

　仮にある医療機関について，医療費通知の金額のほうが領収証の総額よりも大きい場合，その医療機関が保険者に対して不正な水増し請求をしている可能性があります。逆に，医療費通知の金額が小さい場合，医療機関の保険者への請求の一部が認められなかった，つまり請求額が減額された可能性があります（減額査定）。この場合，患者は医療機関に対して余分に自己負担金を支払ったことになります。

　減額査定があった場合，患者は，医療機関に対して**自己負担金の過払い分の返還を求める**ことができます。ただし，これはあくまで原則で，医療機関側が減額査定に納得していない場合もあるので，過払い負担金の返還はそれほど行われていないのが実態でしょう。不審な点があれば，保険者に問い合わせてみましょう。

　明細書付き領収証の発行義務化は，情報公開という点から大きな前進でした。というのも，以前なら患者が医療の内容について疑問を感じた場合，保険者に対して**「レセプト開示請求」**という手続きをとるしかなかったからです。本人または厚生労働省の出先機関に出向き，「診療報酬明細書等開示請求書」という書類を提出するのですが，手数料もかかるし，入手するまでに1カ月ほど待たされます。領収証に付く明細書はレセプト並みの内容なので，十分レセプトの代わりになります。

　明細書のチェックは，自分が受けた診療行為と明細書の内容を1対1に対応させていくことになります。算定項目で疑問を感じたら，遠慮なく会計窓口で確認しましょう。

医療費の しくみ

23 医療費控除で負担を軽減できる？——医療費控除制度

公的医療保険制度により，患者の自己負担は 1 ～ 3 割に抑えられているとはいえ，大きな
ケガや病気で医療機関にかかった場合の負担は大きなものになります。そこで，世帯ごとに，
年間の医療費が一定額を超える場合に所得税が控除される制度があります。制度を知って
上手に活用しましょう。

① 医療費控除で払いすぎた税金を取り戻す

　所定の金額以上の医療費を支払った場合，その超過分について還付を受けられる高額療養費制度については，
p.22 で紹介しました。もう一つ，同じく医療費を一定額以上払った場合に，その一部を取り戻す方法があります。
所得の申告に際して，**「社会保険料控除」**や**「生命保険料控除」**，**「障害者控除」**，**「寄附金控除」**など，いくつ
もの所得控除が設けられていますが，そのなかの一つである**「医療費控除」**を活用する方法です。高額療養費
は超過した医療費そのものが払い戻されますが，医療費控除は，実際に支払った医療費が一定額を超えた場合
に，その超過分が所得から控除され，それに相当する税額が戻ってきます。

　「医療費控除」は，正確に説明すると，**患者本人または本人と生計を一にする配偶者やその他の親族が支払っ
た 1 年間（1 ～ 12 月）の医療費（自己負担額）の合計が 10 万円を超えた場合に，その超過分が所得から控
除され，払いすぎた税金が戻ってくる制度**です。ここでいう，医療費の合計とは，医療費から保険金等で戻っ
てきた金額を差し引いたものです（図表1）。ポイントをいくつか補足しておきましょう。

①親族とは，6 親等内の血族，配偶者，3 親等内の姻族をいいます。

②所得金額が 200 万円未満の人は，基準額は 10 万円ではなく所得金額の 5％になります。

③最高限度額が設けられており，200 万円以上の医療費控除は受けられません。

④生計を一にしていれば，健康保険証が違っても，仕送り援助をする子どもや親などと別に暮らしていても，
　医療費を合算できます。

⑤医療費控除の申告は 5 年前までさかのぼって申告できます。

⑥医療費控除額（最高限度額 200 万円）は，「A（その年に支払った医療費－保険金等で戻ってきた金額）
　－ 10 万円（または所得金額の 5％）」で算出します。

（例） A さんは 2 カ月の入院後，3 カ月間通院しました。
　　　入院費用（自己負担分）は 70 万円で，通院で交通費も含めて 5 万円。
　　　30 万円の保険給付金がありました。所得金額は 300 万円です。
　　　●医療費控除額　⇒（70 万円 ＋ 5 万円）－ 30 万円 － 10 万円 ＝ **35 万円**
　　　つまり，所得の 300 万円から 35 万円が控除され，所得税と住民税（所得割）に適用されます。

1 医療費から差し引かなければならない保険金等

医療費から差し引かなければならない保険金等	医療費から差し引く必要がない保険金等
●健康保険等から支給される出産育児一時金，家族出産育児一時金 ●健康保険等から支給される療養費，家族療養費，移送費，家族移送費，高額療養費 ●保険会社等から支払いを受ける傷害費用保険金・医療保険金，入院給付金　　　　　　　　　　　　　　　　　　　　　　など	●出産のために欠勤した場合に支払われる出産手当金 ●健康保険等から支給される傷病手当金 ●保険会社等から支払いを受ける死亡保険金，重度傷害保険金，休業補償金 ●使用者等から支払いを受ける見舞金　　　　　　　　　　　　　　　など

② 医療費控除の手続き

　税金に関する確定申告は，毎年2月中旬～3月下旬ですが，医療費控除については，5年以内であればいつでも申告が可能です。申告に必要なものは，**①確定申告書，②医療費控除の明細書，③源泉徴収票，④マイナンバーなどの本人確認書類**（図表2）——です。源泉徴収票は原本を用意し，コピーは不可です。確定申告書（医療費控除の申請用紙）は税務署でもらうか，国税庁のホームページからダウンロードできます。

　なお，所得のある家族が複数いる場合は，課税所得の多い人がまとめて申告するほうが有利です。それだけ，還付される金額が多くなる可能性があるからです。

　※所得があった家族が亡くなった場合は，法定相続人が代行して故人の確定申告や医療費控除を行うことができます。死亡した年の1月1日から死亡日までの所得税について，死亡日（相続がわかった日）から4カ月以内に申告を済ませなければなりません。

　以前は提出が必要だった「医療費の領収書」は，2017年分の確定申告から「医療費控除の明細書」に代わりました。ただし，領収証は自宅などで5年間は保管しておくことが必要です。つい整理を怠って紛失してしまうこともあるでしょう。税務署から提示を求められるケースもありますので気を付けましょう。

② 医療費として認められるもの，認められないもの

医療費として認められるもの	医療費として認められないもの
①医師・歯科医師の診療による治療費・入院費用 ・入院中の食事代 ・治療の必要から入った個室の差額ベッド代 ・出産，流産，母体保護法に基づく妊娠中絶 ・不妊症の治療 ・子どもの発育のための歯列矯正 ・金歯，金冠等の治療 ・入院時の付添い人の報酬 ・自由診療による医療費 ・病院に支払ったクリーニング代 **②あんま・マッサージ，はりきゅう師，柔道整復師等による施術の対価** **③検査費用** ・妊娠中の定期健診・検査 ・疾患が発見され，治療が行われた場合の人間ドックの費用 ・積極的支援の特定保健指導，その検査結果をもたらした特定健康診査 **④薬局で購入した医薬品の購入費** ・かぜ薬，下痢止め，漢方薬等，薬事法に定められたもの **⑤医療用器具等の購入費** ・義手・義足，松葉杖，義歯，補聴器 ・成人用おむつ（使用証明書が必要） ・医師の指示で購入した鼻炎用マスク **⑥介護保険で利用した一定の施設・居宅サービスの自己負担額** **⑦診療のために要した交通費** ・バス・電車等，緊急時のタクシー代 ・医師の送迎費 ・リハビリのための通所費 ・入院した子どもの付添いのための通院費 ・難病治療のための渡航費・宿泊費 **⑧海外旅行や海外勤務に係る医療費** ・海外旅行先で受診したときの医療費 ・医療ツアーの参加費用 ・海外勤務先で受診し，帰国後支払った医療費	**①治療・入院に関連する費用** ・美容のための歯列矯正 ・医師，看護師等への謝礼 ・自分の意思で入った個室の差額ベッド代 ・勤務先や保険会社に提出する診断書代 ・予防注射代 ・入院時のテレビ，冷蔵庫等のレンタル料 ・療養の世話をしてくれる親族に渡す謝礼 ・入院中の散髪代 ・入院用パジャマ代 **②疲れを癒すために依頼したマッサージ代** **③治療に至らない人間ドック，健康診断費用** **④医薬品関連の購入費** ・ビタミン剤，サプリメント，栄養補助食品，薬用ハンドクリーム等の購入費 ・育毛剤，予防のためのうがい薬 **⑤日常生活用の器具の購入費** ・車イス・歩行器，血圧計，電動ベッド等 ・遠視用のメガネ・コンタクトレンズ **⑥交通費等** ・急を要しないのに利用したタクシー代 ・自家用車で通院した場合の駐車場・ガソリン代 **⑥海外旅行や海外勤務に係る医療費** ・海外勤務先で受診したときの医療費 ・海外渡航前に受けた予防接種の費用

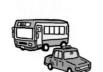

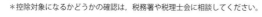

＊控除対象になるかどうかの確認は，税務署や税理士会に相談してください。

医療費のケーススタディ11

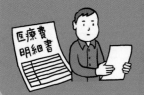

2

※1　原則として，2020年4月現在の健康保険法・高齢者医療確保法，診療報酬点数表に準拠しています。

※2　外来受診の場合，医療費明細書は受診ごとに交付されますが，事例では1月分をまとめています。

※3　医療機関の規模・体制等によって算定方法が異なるため，同じ治療内容であっても違う点数が算定されることがあります。

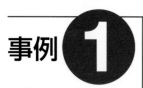

事例 1 自転車で走行中に転倒し，右前腕骨骨折・右下腿部挫滅創・頬部挫創で受診

▶対象

150床の病院
外来
15歳の患者（患者負担3割）

▶ポイント

休日の診療
緊急時のレントゲン撮影

8月16日（日）の18時過ぎ，15歳の山田君が自転車で走行中に車を避けようとしてガードレールに激突。救急車で病院に搬送され，18時15分に外来を受診した事例です。直ちに緊急レントゲン撮影（右前腕・右下腿部・顔面）とCT撮影（頭部）を実施し，顔や右膝下（下腿部）の深い傷には縫合（手術），右腕（前腕）の骨折には整復後ギプスによる骨の固定を行いました。その後，術後処置のため数回来院しました。

【再診時の主な診療内容】

■8月17日（月）外来受診。右下腿部・頬部の縫合部処置。抗生物質の内服薬投与，処置部に対しての外用薬投与。

■8月19日（水），21日（金）外来受診。右下腿部・頬部の縫合部処置。

■8月22日（土）外来受診。縫合部抜糸。

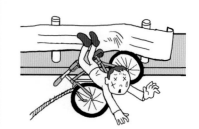

【交付された明細書（8月分）】

部	項目名	点数	回数
診察	＊初診料，休日加算　〔診察の費用は受診した時間・曜日・年齢等により異なった点数が記載されます〕	538	1
	＊再診料	73	4
投薬	＊薬剤料　フロモックス（100）3T，カロナール200mg　6T　ゲンタシン軟膏 1mg　10g　〔17, 19, 21, 22日の4日分〕	17	3
		11	1
	＊調剤料（内服）	11	1
	＊調剤料（外用）　〔手術後，抗生物質が3日分投与〕	8	1
	＊処方料	42	1
	＊調剤技術基本料	14	1
処置	＊創傷処置2	60	4
	＊四肢ギプスシーネ3　右前腕（休日）	1404	1
手術・麻酔	＊骨折非観血的整復術2（右前腕）（休日）　16日	3204	1
	＊創傷処理（右下腿部）1，デブリードマン加算（休日）　16日	2430	1
	＊創傷処理（頬部）1，真皮縫合加算（休日）　16日（手術・麻酔薬剤省略）	3078	1
画像診断	＊時間外緊急院内画像診断加算　16日18時20分	110	1
	＊右前腕骨単純X-P（デジタル），電子画像管理加算（単純撮影）　電子媒体保存2回	224	1
	＊右下腿部単純X-P（デジタル），電子画像管理加算（単純撮影）　電子媒体保存2回	224	1
	＊顔面単純X-P（デジタル），電子画像管理加算（単純撮影）　電子媒体保存1回	210	1
	＊頭部CT（4列以上16列未満のマルチスライス型），電子画像管理加算　電子媒体保存	870	1
	＊コンピューター断層診断	450	1
合計		13411点（134,110円）	一部負担金 40,230円

〔投与した薬剤の名称・数量が記載されます〕

〔点数が複数ある場合，該当数字（項目）が示されます〕

〔処置や手術にも実施した時間・曜日・年齢により加算点数があります〕

〔施行される部位や使用機械，撮影回数等が記載されます〕

〔行われる医療内容により手術・処置に区分されます〕

〔16日の縫合後の処置を17, 19, 21, 22日施行〕

解説

診察

●初診と再診では点数が異なり，さらに受診時間によっては，時間外・休日・深夜の加算点数が上乗せされます。

●休日…日曜，祝日等の医療機関の休診日
　深夜…22時〜6時までの時間帯

	6歳以上	時間内	時間外	休日	深夜
診察料	初診	288	＋85	＋250	＋480
	再診	73	＋65	＋190	＋420

●一般病床200床以上の病院では再診時の診察料が74点となり，そこには一部の処置や検査が含まれます。

●一般病床200床未満の病院と診療所では，手術，処置，

リハビリ等を行っておらず，丁寧な問診と詳細な身体診察を行った場合に外来管理加算（52点）が算定できます。事例❶では処置が行われているため算定できません（＊1）。

投薬

●医療機関で薬を投与する場合，薬剤の費用のほかに医師が行う処方の費用や薬剤を調合する費用等が算定されます（事例❷参照）。なお，事例❶で算定されている調剤技術基本料は，常勤薬剤師の管理のもとに調剤が行われた場合の技術料です。

処置

●手術後の処置や傷の手当てなどは「創傷処置」と呼ばれ，手当てを行う広さで処置の点数が5段階に分かれます。

創傷処置	100cm² 未満	100cm²～ 500cm² 未満	500cm²～ 3000cm² 未満	3000cm²～ 6000cm² 未満	6000cm² 以上
	52	60	90	160	275

●ギプスは施行する範囲（部位）により点数が異なります。例えば，四肢ギプスの場合，鼻ギプスは310点，手指や手・足等（片側）は490点，半肢（片側）は780点です。事例❶は，半肢に対する処置（ギプス）ですので，780点となります。ただし，休日の診療であるため，780 × 1.8（休日加算）＝ 1404点を算定します（＊2）。

手術・麻酔

●前腕の骨折に対して，ギプス等で固定する前に骨を正常な位置に治します。その費用（手術料）は，行う部位（骨）により点数が異なります。事例❶（前腕部）の場合，1780 × 1.8（休日加算）＝ 3204点を算定します。

骨折非観血的整復術		
上腕・大腿等	前腕・下腿	鎖骨，手・足等
1600	1780	1440

●下腿部と頬部の傷（創）に行った縫合は，傷の長さや深さにより点数が異なり，筋肉や臓器に処理を行う場合「筋肉，臓器に達するもの」の算定となります（6歳未満の場合は点数が異なります）。さらに，汚染された傷口の砂等を取り除いたときのデブリードマン加算（100点），顔面・頭頸部・肘～手・膝～足（足底部）等の皮膚を細かく縫合した場合の真皮縫合加算（460点）などが算定できます。例えば，下腿部に対しては，傷が5cm未満「筋肉，臓器に達するもの」とすると，（1250＋ 100）× 1.8（休日加算）＝ 2430点を算定します。

傷の長さ（長径）		筋肉に達する		筋肉に達しない
5cm 未満	1	1250	4	470
5cm 以上～10cm 未満	2	1680	5	850
10cm 以上			6	1320
頭頸部（20cm 以上のもの）	3	イ	8600	
その他		ロ	2400	

画像診断

●時間外・休日・深夜等の緊急時に画像診断が行われた場合は，時間外緊急院内画像診断加算として110点の算定ができます。

●画像診断の費用は，①診断料（医師の診断の費用）＋②撮影料（撮影の費用はデジタルとアナログで異なる）＋③フィルム料（フィルムに残さず電子媒体に保存した場合は電子画像管理加算が算定できる）――が基本の組み合わせです。撮影部位や撮影回数，撮影の機械等によって点数も異なります。事例❶では以下のとおりです。

部位	撮影方法	診断料	撮影料	電子画像 管理加算
腕・足等	単純 X-P（2 回施行）	65	102	57
顔面	単純 X-P（1 回施行）	85	68	57
頭部	CT 撮影 （4 列以上 16 列未満）	450	750	120

参考　処置等の部位・名称

処置等を行う範囲（広さ）を表す言葉として，半肢，1肢などがあります。

1肢とは，四肢（両手・両足）の1本分にあたる範囲（広さ）のことをいいます。例えば，右上肢，左下肢はそれぞれ1肢です。

また，半肢とは，四肢（両手・両足）1本の半分にあたる広さのことをいいます。事例❶の前腕は，半肢の大きさになります。

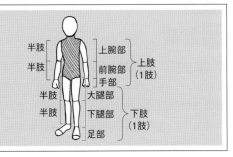

事例 ② 5歳の子どもが発熱，夜，診療所に受診

■対象

小児科標榜の診療所
（診療時間：
月～金⇒9：00～19：00,
土⇒9：00～12：00,
休診：
日曜・祝祭日・土曜午後）
外来
5歳の患者（患者負担2割）

■ポイント

6歳未満の患者に対する加算
小児科標榜医療機関の加算

11月20日（金）17時，5歳のたけし君が発熱（38.3℃），嘔吐。体温は39℃に上昇したうえ，嘔吐を数回繰り返したため，18時30分に小児科診療所の外来を受診しました（時間内）。血液検査と鼻の拭い液によるインフルエンザ検査を行ったところ，インフルエンザA型と診断されました（血液検査等結果報告書を算定に関わらず交付）。診療所の医師は，脱水症状を緩和するため点滴を実施し，インフルエンザの抗ウイルス薬の投与を行いました。

【再診時の主な診療内容】

■11月21日（土）22時，たけし君の熱が下がらないため母親が電話で症状を説明し，医師から坐薬使用および治療上の指示を受けた。また，22日（日），23日（祝日）は休診のため，嘔吐が続くようであれば連絡をするよう指示を受けた。

■11月24日（火）10時，外来受診（時間内）。熱も下がり，嘔吐症状も改善された。

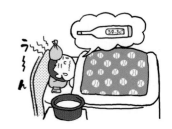

【交付された明細書（11月分）】

部	項 目 名		点数	回数
診察	＊初診料，夜間加算の特例	標榜時間内（診療時間内）であっても，所定の時間に6歳未満の患者に対して診察を行った場合，時間外等の加算を算定できます〔小児科標榜医療機関の時間外等加算の特例（＊1）〕	488	1
電話による治療上の指示を行った場合，算定できます	＊電話再診料		73	1
	＊深夜加算		590	1
	＊再診料		111	1
	＊外来管理加算		52	1
投薬	＊リレンザ5mg　20ブリスター	電話による再診の場合も深夜加算の対象になります	288	1
	＊ナウゼリン坐剤30mg　6個		50	1
	＊調剤料	薬剤のほかに，注射を実施する方法ごとに注射実施料（技術料）があります	8	1
	＊処方料		42	1
注射	＊点滴注射（6歳未満　100mL以上）		144	1
	＊ソリタT1　200mL　1袋 　プリンペラン0.5%　2mL　1A		18	1
検査料	＊末梢血液一般	1回の血液採取（採血）により複数の検査が行えます。今回は，炎症の診断を目的としています	21	1
	＊CRP		16	1
規定の検査について，検査結果を文書で交付し説明を行った場合に算定できます	＊外来迅速検体検査加算2項目		20	1
	＊採血料	自分で取り出せない検査材料には採取料があります	60	1
血液以外でも採取料を算定できるものもあります	＊鼻腔・咽頭拭い液採取		5	1
	＊インフルエンザウイルス抗原定性		139	1
	＊血液学的検査判断料		125	1
検査の種類ごとに規定された医師が診断を下す際の費用です	＊免疫学的検査判断料		144	1
合　計			**2394点** （23,940円）	一部負担金 **4,790円**

解 説

診察

●［初診料］事例②は6歳未満の患者です。乳幼児は，診察がたいへんなので，通常よりも高い点数になるよう，加算点数が設けられています。加算点数は以下の表のとおりです。また，小児科や小児外科を標榜する医療機関では，診療時間内の診療であっても時間外等の加算を算定できる場合があります（＊1）。事例②では，診療時間（9：00～19：00）中の18時30分の受診ですが，この小児科特例の対象となるため，初診（288点）＋時間外加算（200点）の488点となります。

診察料	6歳未満	時間内	時間外	休日	深夜
	初診	＋75	＋200	＋365	＋695
	再診	＋38	＋135	＋260	＋590

＊1　小児科標榜医療機関の時間外等加算の特例の条件

　夜間や休日に小児診療を行っている医療機関の体制を評価して，次の①～③の条件に合致する場合，受診診療科に関係なく特例として時間外等の加算が算定できます。
①小児科（小児外科）標榜の医療機関であること
②6歳未満の患者であること
③厚生労働大臣が定めた時間（時間外：概ね午前8時前と午後6時以降，休日：日曜・祝祭日・他規定日，深夜：午後10時～午前6時）を診療時間とし，その時間帯に診療を行うこと

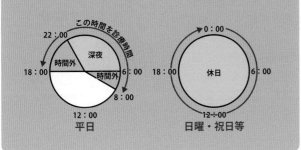

● ［再診料］21日（土）は22時に電話による治療上の指示が出されているため，再診料と深夜の加算が算定されます（一般病床200床以上の病院では電話再診料は算定できません）。また，電話による再診の場合は，p.53で示した外来管理加算は算定できません。

投薬

●インフルエンザA型に，抗ウイルス薬の「リレンザ」と吐き気止め坐薬「ナウゼリン」が外用薬として投与されています。
●リレンザのブリスターとは，吸入する外用薬の包装方法のことです。20ブリスターとは，(1回に)2ブリスター×（1日に）2回×5日分投与の合計です。薬剤料は，144.10円（1ブリスター）×20＝2,882円（288点）です。
●ナウゼリン坐剤の薬剤料は，83.50（1個）×6＝501.0円（50点）です。
●外来の場合の調剤料・処方料・調剤技術基本料の点数は以下のとおりです。

調剤料		処方料		調剤技術基本料
内服・屯服	11	向精神薬多剤投与	18	
外用	8	内服7種類以上等＊2	29	14
		上記以外	42	

＊2

　内服7種類以上又は，不安・不眠の症状に対しベンゾジアゼピン系薬剤を1年間継続して処方した場合

注射

●注射を行った場合は，①使用薬剤の費用＋②注射実施料（実施した注射の技術料）を組み合わせた費用となります。点滴実施料は，年齢と1日の薬液の量で点数が異なります。6歳未満の場合，乳幼児加算（45点）が加算されます。

注射・点滴実施料（乳幼児加算含む）			
6歳未満	100mL 未満	94	外来のみ
	100mL 以上	144	外来・入院
6歳以上	500mL 未満	49	外来のみ
	500mL 以上	98	外来・入院

検査

●検査料は大別すると，①検体検査〔体から採取した物質（検体）を調べる〕，②生体検査（体そのものを調べる）──の2つがあります。そのほか，摘出した組織や臓器を調べる「病理診断」という検査もあります。
●事例❷は，血液検査（炎症の診断を目的）と鼻の拭い液を採取した検体検査（インフルエンザの検査）であり，次の①～④に該当する点数を合算して算定します。
①検査実施料（検査そのものの費用）
②検体検査判断料（＊3）（検査に伴う医師の診断の費用）
③採取料（患者自身が取りだせない物質に対して採血や採取を行う費用）
④その他（緊急に実施した費用・検査当日に結果を交付した費用等）

＊3　検体検査判断料の種類

　検体検査は大きく7つに分かれますが，実施した検査の種類ごとに各判断料が月1回算定されます。
①尿・糞便等検査判断料：34点
②遺伝子関連・染色体検査判断料：100点
③血液学的検査判断料：125点
④生化学的検査（Ⅰ）判断料：144点
⑤生化学的検査（Ⅱ）判断料：144点
⑥免疫学的検査判断料：144点
⑦微生物学的検査判断料：150点
　事例❷では，血液学的検査（末梢血液一般），免疫学的検査（CRP，インフルエンザウイルス抗原定性）が実施されたため，③と⑥の判断料が算定されています。

参考　インフルエンザ検査

　鼻の奥に鼻腔用の綿棒を入れ拭い液（検体）を採取し，検査液に浸します。検体部分が抽出された検査液をテストカードにたらし，インフルエンザ（A型・B型）の判断をします。

事例 ③ 慢性疾患（高血圧症）をもつ高齢者が，かかりつけの診療所に外来受診

対象

内科標榜の診療所
外来
75歳の患者（患者負担1割）

ポイント

後期高齢者の受診
明細書発行体制等加算の算定
慢性疾患に対する指導
薬剤に関する情報提供

金子さんは2カ月前から高血圧症の治療を受けている75歳の患者さんです。診療所の主治医からは定期的に降圧剤の投与，生活面を含めた療養上の指導を受けていました。家庭内でも血圧測定を続けていましたが，数値が安定しないため，9月からは1剤投与から2剤併用へと投薬内容を変更することになりました。

【再診時の主な診療内容】

■9月2日（水）外来受診。院内で投薬（7日分），お薬手帳に薬剤の情報提供シールを貼付する。生活面を含めた療養上の指導を行い，薬剤効果を確認するため，1週間後，受診予約とする。

■9月9日（水）外来受診。院内で投薬。薬剤を1剤から2剤（28日分）投与に変更し，再度，お薬手帳に情報提供シールを貼付する。前回と同様，生活面を含めた療養上の指導を行う。

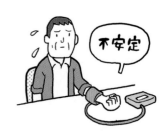

【交付された明細書（9月分）】

部		項 目 名	点数	回数
診察	🩺	＊再診料 　明細書発行体制等加算	74	2
		＊外来管理加算	52	2
医学管理等	🏥	＊特定疾患療養管理料	225	2
		＊薬剤情報提供料		
		手帳記載加算	13	2
投薬	💊	＊オルメテックOD錠20mg　1錠	10	7
		＊オルメテックOD錠20mg　1錠		
		アムロジン錠5mg　1錠	13	28
		＊調剤料（内服）	11	2
		＊処方料	42	2
		＊特定疾患処方管理加算（長期投薬）	66	1
合　計			1334 点 （13,340 円）	一部負担金 1,330 円

慢性的な疾患を主病とする患者に対して，生活・療養上の指導を行った場合に算定できます

慢性的な疾患を主病とする患者に対しての処方時に算定できます

院内で処方した薬剤の情報等を文書により提供した場合に算定ができます。
さらに薬剤の記録用手帳に情報を記載（シール等でも可能）した場合は，「手帳記載加算」が算定できます

解説

🩺 診察

●2日（水）と9日（水）に74点（再診料73点＋明細書発行体制等加算1点）が算定されます。明細書発行体制等加算は，一定の要件を満たしていれば，診療所が算定できる点数です。

●外来管理加算は，p.53の算定不可の診療行為を行っていなければ算定されます。2・9日の両日とも投薬のみですので，算定が可能です。

🏥 医学管理等

●医師や専門職のスタッフが病気の経過を管理し，治療・療養上の指導・アドバイスを行うことなどを評価したのが「医学管理等」です。医学管理等は現在，87項目あります。ここでいう療養上の指導・アドバイスには，運動・栄養等の指導，つまり減量・減塩・減酒・禁煙等に関する指導なども含まれています。

●［特定疾患療養管理料］生活習慣病等の慢性疾患（＊1）を主病とする患者に対して，計画的に療養上の指導（治療計画に基づき，服薬，運動，栄養等）を行った場合，診療所または許可病床200床未満の病院が月2回に限り算定できる項目です。点数は医療機関の規模によって異なります。患者さん本人に指導を行うのが原則ですが，やむを得ないときは看護に当たっている家族等を通して療養上の管理を行った場合も算定の対象となります。

診療所	100 床未満の病院	100 ～ 200 床未満の病院
225	147	87

＊1　特定疾患療養管理料・特定疾患処方管理加算の対象となる慢性疾患
- ●結核
- ●悪性新生物
- ●甲状腺障害
- ●糖尿病
- ●喘息
- ●心不全
- ●脳血管疾患

- ●高血圧性疾患　←金子さんの疾患
- ●虚血性心疾患
- ●不整脈
- ●胃潰瘍，十二指腸潰瘍
- ●胃炎および十二指腸炎
- ●慢性ウイルス肝炎
- ●アルコール性慢性膵炎　　　など

●薬剤情報提供料（10 点）は，投与する薬剤の情報を文書で提供した場合に算定できます。原則として月1回の算定ですが，**事例❸**では2日と9日の処方内容が異なり，2度の情報提供を行っているので，月2回の算定になっています（＊2）。

＊2　薬剤情報提供料の概要
① 薬剤の名称・用法・用量・効能・効果・副作用・相互作用等をわかりやすい表現で記載しなければなりません。
② 原則，月1回（処方内容に変更があった場合はその都度）に限り算定できます。
③ 数種類の薬剤を処方し，1種類でも変更や追加になった場合も新たに算定できます。処方日数の変更については，新たに説明文書を提供しても算定はできません。
④ 手帳記載加算（＋3点）は，薬剤の記録用手帳を持参しなかった患者にシール等を交付しただけでは算定できません。

💊 投薬

●［お薬手帳］お薬手帳とは，病院・薬局で処方された薬剤の名前や量，回数，副作用，注意事項などの記録を残すための手帳のことです。この手帳を使用することで，複数の医療機関等から処方された薬や，街の薬局で購入した薬等を同時に服用したときでも，相互作用や薬の重複などによる副作用を回避することができます。
●薬剤料は以下のとおりです。薬剤料の計算は，月内に同じ薬剤投与があっても，1日分の薬剤の合計金額を点数に換算してから計算します。

［お薬手帳の表紙と記載の例］

〈お薬のお知らせ〉　　　　　　　　　　　　　　　2020 年△月△日

●●　●●様

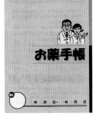

①セフゾンカプセル：1回1カプセルを
1日3回食後服用
・細菌を殺菌するお薬です。血中の抗生物質の濃度を一定程度に保つため，服用時を守ってください。
・尿の色が赤くなることがありますが，心配ありません。

②ロキソニン錠：1回1錠を発熱時に，
1日2回まで
・熱を下げたり，痛みを和らげるお薬です。
・空腹時に服用する場合は，胃を荒らさないために，軽食をとったあとか，牛乳と一緒に服用してください。
・関節リウマチの場合は，効果が出るまでに2～4週間かかることがあります。

●●薬局　薬剤師：●●●●

（日本薬剤師会発行のもの）

2日：オルメテック OD 錠 20mg 1 錠（95.50 円→ 10 点）
　　　× 7 日分＝ 70 点
9日：オルメテック OD 錠 20mg 1 錠（95.50 円）＋
　　　アムロジン 5mg 1 錠（38.00 円）
　　　⇒（133.50 円→ 13 点）× 28 日分＝ 364 点

●調剤料（内服薬等は 11 点）と処方料（42 点）は**事例❷**と同様です。この際，処方管理がむずかしい慢性疾患（＊1）や癌の患者に処方（投薬）を行った場合は，以下の加算を算定できます。**事例❸**は，特定疾患処方管理加算の対象疾患である「高血圧症」に対する処方を 28 日分行っているので，下記の②の 66 点が算定できます。

慢性疾患（＊1）に対する 特定疾患処方管理加算（診療所または 200 床未満）		算定回数
① 投与日数 28 日未満	＋ 18	月2回
②＊1 の疾患に対する薬剤が 28 日分以上	＋ 66	月1回
①，②どちらか一方のみ算定できる		

悪性腫瘍患者に対する 抗悪性腫瘍処方管理加算（200 床以上，届）		算定回数
抗悪性腫瘍剤を処方した場合	＋ 70	月1回

届＝届出医療機関

参考　再診料算定時に診療所のみ算定できる加算項目

診療所のみが算定できる再診料の加算項目には，次の2つがあります。
●時間外対応加算（＋1～5点）：標榜時間外において，患者からの電話等による問い合わせに応じる体制を整備するとともに，対応者，緊急時の対応体制，連絡先等について，院内掲示，連絡先を記載した文書の配布，診察券への記載等の方法により患者に対し周知している場合に算定できる。

●明細書発行体制等加算（＋1点）：電子レセプト（オンラインもしくはフロッピーディスク等）を用いた請求を行っており，詳細な明細書を無料で交付している場合に算定できる。
時間外対応加算は，規定されたすべての要件を満たし，厚生労働省の地方支分部局〔地方厚生（支）局〕に届出を行った場合に算定できる。

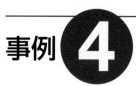

事例④ 糖尿病治療のため，自宅でインスリン製剤注射を行っており，病院の糖尿病外来に定期受診

▶対象
310床（一般病床）の病院外来
40歳の患者（患者負担3割）

▶ポイント
在宅自己注射実施時の算定
院外処方時の算定

10月13日（火）の10時，病院（310床）の糖尿病外来を予約受診した40歳の和田さん（2カ月に1回定期受診中）。1型糖尿病患者のため，自宅でインスリン製剤の自己注射（1日4回）と血糖値の測定（1日2回）を実施しています。合併症として高血圧症と脂質異常症があり，薬剤を服用しています。定期受診の際は，測定結果をもとに医師および糖尿病療養指導士の資格をもつ薬剤師により生活療養・食事・運動等の指導と血液・尿検査を受けています。院内において，自宅で行う血糖測定に使用する血糖試験チップを処方，院外の調剤薬局において，注射薬と注射針，合併症に対する薬剤を64日分（2カ月分）投与しました。

【院内の診療内容】
各種療養指導，尿・血液検査を実施し，血糖試験チップを処方。調剤薬局への処方箋を交付（注射薬，注射針，内服薬剤を投与）した。

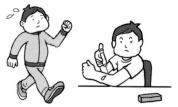

📋【交付された明細書（10月分）】

部		項 目 名	点数	回数
診察	💮	＊外来診療料 〔一般病床200床以上の病院の診察料（再診）を「外来診療料」と言います〕	74	1
在宅医療	🏠	＊在宅自己注射指導管理料（1以外の場合）（月28回以上）	750	1
		＊血糖自己測定器加算（月60回以上）（1型糖尿病）	830	2
検査	🔬	＊HbA1c	49	1
		＊AST，ALT，LDL-コレステロール，TG，UA，γ-GT，グルコース，クレアチニン，HDL-コレステロール	99	1
		＊外来迅速検体検査加算　5項目	50	1
		＊精密眼底検査（両）	112	1
		＊B-V 〔静脈血の採取料です〕	35	1
		＊尿・糞便等検査判断料 〔尿の検査を行っていますが，外来診療料に含まれるため，検査の実施料は算定できません。医師が診断を下す際の判断料のみ算定されています〕	34	1
		＊血液学的検査判断料	125	1
		＊生化学的検査（Ⅰ）判断料	144	1
		＊検体検査管理加算（Ⅰ）	40	1
その他	🧴	＊処方箋料（その他） 〔院内で投薬は行っていないため，医師が処方を考える費用（処方せん料）が算定されます〕	68	1
合　計			3240点（32,400円）	一部負担金 9,720円

自宅で患者さんに注射や血糖測定を行ってもらい，医療機関はその結果をもとに指導管理を行います。この指導料は月1回に限り算定できます（血糖自己測定器加算は3月に3回に限る）。

解 説

💮 診察

●一般病床310床の病院への定期外来受診を継続している患者さんです。再診ですが，一般病床が200床以上の病院の場合，再診料にあたるのは，「外来診療料（74点）」という名称の診察料となります。外来診療料の所定点数には，簡易な処置や一般的な検査の一部が含まれるため，再診料に比べると同時に算定できる項目が少なくなっています。

🏠 在宅医療

●自宅で行われる診療を「在宅医療」と言います。大きく，①医師・看護師等が訪問して行う医療行為の費用である「在宅患者診療・指導料」，②患者自身が自宅で行う医療行為，または家族等の看護者が行う医療行為に対する指導・管理費用である「在宅療養指導管理料」，③患者等が医療材料を使用した場合の費用である「在宅療養指導管理材料加算」──に分けられます。①〜③はそれぞれに多くの項目が設けられています。
●事例④の在宅自己注射の算定は，②在宅療養指導管理料（在宅自己注射指導管理料）と，③在宅療養指導管理

材料加算（血糖自己測定器加算）の組み合わせです。医師による訪問診療は行われていないため，①在宅患者診療・指導料の算定はありません。

　事例❹では注射薬を2カ月分投与し血糖管理も2カ月間行い加算が2回分算定されています〔3月に3回算定というのは，注射薬の処方量等の条件が整えば1月に2, 3カ月分まとめて（合算して）算定が可能です〕。

血糖自己測定器加算（条件が整えば3月に3回算定）

①月20回以上	350	④月60回以上	830
②月30回以上	465	⑤月90回以上（1型糖尿病の場合等）	1170
③月40回以上	580	⑥月120回以上（1型糖尿病の場合等）	1490
		間歇スキャン式持続血糖測定器による	1250

貸与された血糖測定器を使って，自宅で血糖測定の記録をとります。その結果をもとに指導管理をします

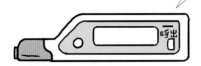

●自宅で自己注射することとなると，注射薬剤や注射器が必要です。事例❹が院内処方で行われていた場合，①注入器用注射針加算，②注射薬剤料，③注入器加算（支給した場合）──が算定できます。事例❹では，医療機関では処方箋を出して，調剤薬局で①と②の算定が行われています。

🔬 検査

●糖尿病とは，インスリンの分泌不足や作用不足により血糖値が大きく上昇した状態のことです。高すぎる血糖値を正常域まで低下させ合併症を防ぐため，①食事療法，②運動療法，③薬物療法（飲み薬やインスリン注射）──などの指導を行います。在宅自己注射とは，③の薬物療法に当たります。
●事例❹では，治療の目標を立て，それぞれを達成する

ために以下の定期的な検査が行われています。
①血糖コントロール：HbA1c（血液検査）
②適切な血圧の達成：血圧測定
③脂質の正常化：AST ～ HDL- コレステロール（血液検査）
④糖尿病性網膜症の発生・進行の防止：精密眼底検査（眼科学的検査）

　①の血糖コントロールについては，血液検査のほか，尿の採取による諸検査が行われていますが，これらの検査は外来診療料に含まれるため検査料は算定できません（尿検査に対する判断料のみ算定）。②の適切な血圧の達成のための血圧測定は，診察料に含まれ検査料はありません。③の脂質の正常化のために行われた血液検査は，生化学的検査（Ⅰ）と言われ，一部は項目数に応じて算定点数が決められています。AST ～ HDL- コレステロールまでの9項目はいずれもそれに該当しますので，8 ～ 9項目行った場合の所定点数（99点）を算定します。

🧪 その他

●[処方箋料] 医療機関が，調剤薬局での薬剤投与のために処方箋を交付した場合は，処方箋料を算定します。処方箋料には，以下の3区分があります。処方箋料には，年齢・疾病に対する加算がありますが，事例❸の処方料と同様の規定になっています（p.57）。

処方箋料（1回の交付につき）	
向精神薬多剤投与	28
内服7種類以上等	40
上記以外	68

＊1　処方箋料の算定
①1回の診療に対して2枚以上の処方箋が交付されても1回分の算定しかできません。
②複数の診療科で別々の医師が処方した場合は，それぞれ算定できます。
③処方箋の有効期間は，交付の日を含めて4日以内です。期限を超えた場合は，無効となります。

参考　調剤薬局の明細書（調剤報酬明細書）の内容（抜粋）

　調剤報酬として，以下のように調剤薬局（院外処方）で投与された薬剤そのものの費用のほかに，調剤を行う費用や薬剤の説明・管理を行う費用等が別途算定されています。
●内服（薬剤料）：ディオバン錠40mg 1錠，リピディル錠80mg 2錠（1日1回朝食後）⇒11点×64日分
●注射（薬剤料）：ヒューマログ注ミリオペン300単位12キット（朝昼10単位，夕12単位。113日間で使用）⇒1680点×1
●注射（薬剤料）：ヒューマリンN注ミリオペン300

単位1キット（就寝前10単位。30日間で使用）⇒160点×1
●材料：万年筆型注入器用注射針（超微細型）140本（18円/本）⇒252点×1
●内服調剤：86点
●注射調剤：26点
●調剤基本料2：26点
●薬剤服用歴指導料2（手帳なし もしくは3カ月以上来局がない場合）：57点
　合計点数は2991点(29,910円)，患者負担は8,970円です。

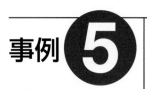

対象
350床（一般病床）の病院
外来
55歳の患者（患者負担3割）

ポイント
抗癌剤による点滴治療
（化学療法）
傷病手当金の受給

直腸癌に対し，
外来の専用室で抗癌剤治療を実施

外来の抗癌剤治療専用室で，抗癌剤の点滴治療（化学療法）を行っている55歳の山本さん。6月15日（月）の10時，外来を予約受診しました。この日は，腫瘍マーカーを含む血液検査が行われ，飲み薬（内服薬）の抗癌剤が投与されました。また，山本さんは5月11日から6月14日まで休職したため，医師から証明書の交付（5月11〜31日と6月1〜14日の2枚）を受けています。

【ここまでの診療内容】

■4月13日（月）　血便と腹痛のため近隣のクリニックを受診し，内視鏡検査等が行われる。
■4月17日（金）　癌の疑いがあるため，当院に紹介される。精密検査施行の結果，直腸癌と診断。
■5月　入院において抗癌剤による治療を開始。
■6月15日（月）　外来において抗癌剤治療専用室で点滴治療を開始。

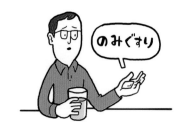

のみぐすり

【交付された明細書（6月分）】

部		項 目 名	点数	回数
診察	💊	＊外来診療料	74	1
医学管理等	🅰	＊悪性腫瘍特異物質治療管理料（その他・2項目以上）　腫瘍マーカー検査名（CA19-9，CEA）	400	1
		＊傷病手当金意見書交付料（6月27日交付）　証明期間5／11〜31，6／1〜14	100	2
投薬		＊ゼローダ錠300　300mg　10錠　（その他薬剤は省略）	251	14
		＊調剤料（内服）	11	1
		＊処方料	42	1
		＊抗悪性腫瘍剤処方管理加算	70	1
注射	💉	＊点滴注射	49	1
		＊外来化学療法加算1・抗悪性腫瘍剤を注射した場合	600	1
		＊無菌製剤処理料1・ロ	45	1
		＊アバスチン点滴静注用 100mg/4mL　5V，エルプラット点滴静注液 200mg　40mL　1V　大塚生食注 TN 100mL　1キット，大塚生食注 TN 50mL　1キット　（その他併用薬剤省略）	24974	1
検査	🔬	＊（省略）	―	―
合　　計			29979点（299,790円）	一部負担金 89,940円

腫瘍マーカーと言われる血液検査を行っています。「検査」の区分ではなく，「医学管理等」で算定するケースもあります

ゼローダ錠は抗癌剤です。抗悪性腫瘍剤処方管理加算（p.57）が算定されています

病気やけがで療養のために仕事を休んだ際の生活を保障するのが傷病手当金です（p.9）。申請する際の証明書の作成費用は保険請求となります

解　説

💊 診察

●4月17日（金）の初診で，6月まで継続して治療を行っているため，当月の診療は再診となります。
　一般病床350床の病院であるため，外来診療料（74点）が算定されます。

🅰 医学管理等

● [悪性腫瘍特異物質治療管理料] 血液を採取して検査する「腫瘍マーカー」が行われています。腫瘍マーカーの検査では，腫瘍の種類や発生・進行度などがわかり，診断・治療の手がかりになります。以下のように，検査の種類も複数あります。事例**5**では，直腸癌（大腸癌）に対するCA19-9とCEAという2種類の腫瘍マーカーの

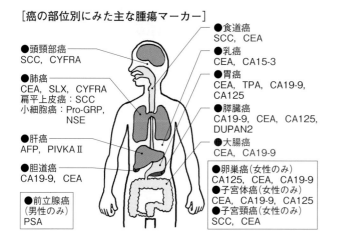

[癌の部位別にみた主な腫瘍マーカー]

● 頭頸部癌
SCC, CYFRA

● 肺癌
CEA, SLX, CYFRA
扁平上皮癌：SCC
小細胞癌：Pro-GRP,
NSE

● 肝癌
AFP, PIVKA Ⅱ

● 胆道癌
CA19-9, CEA

● 前立腺癌
（男性のみ）
PSA

● 食道癌
SCC, CEA

● 乳癌
CEA, CA15-3

● 胃癌
CEA, TPA, CA19-9,
CA125

● 膵臓癌
CA19-9, CEA, CA125,
DUPAN2

● 大腸癌
CEA, CA19-9

● 卵巣癌（女性のみ）
CA125, CEA, CA19-9
● 子宮体癌（女性のみ）
CEA, CA19-9, CA125
● 子宮頸癌（女性のみ）
SCC, CEA

検査が実施されています。

● 腫瘍マーカーを行った場合の取扱いは以下のとおりです。

　悪性腫瘍が疑われる→検査料として算定

　悪性腫瘍と確定している→医学管理等として算定

　事例❺の山本さんはすでに直腸癌と確定診断されている患者さんですから，医学管理等の悪性腫瘍特異物質治療管理料を算定することになります。実施した検査の種類・項目数により算定する点数が異なります（初回月加算は1回目の管理料算定月に算定できます）。

　山本さんの場合は，腫瘍マーカー検査を2項目実施していますが，初めての月ではないので，初回月加算は算定せず，400点となります。

悪性腫瘍特異物質治療管理料			
尿中 BTA		220	
上記以外の検査	1 項目	360	初回月： ＋150
	2 項目以上	400	

● [傷病手当金意見書交付料] 病気やけがで仕事を連続3日間以上休み，療養のために労務に就けなかった場合，4日目から労務につけない期間，生活の保障（傷病手当金）が受けられます。その際，医師・歯科医師が労務に就けない期間の証明書（意見書）を作成・交付する費用が傷病手当金意見書交付料です。

　この傷病手当金意見書交付料は，証明した期間ごとに算定ができます。事例❺は，5月11〜31日と6月1〜14日の2枚証明を行っていますので，200点（100点×2枚分）が算定できます。ただし，紛失して新たに交付を受けた場合，2回目の費用は実費負担しなければなりません。

投薬

● ゼローダ錠は悪性腫瘍に対する薬剤です。200床以上の病院で詳細な説明を文書で行ったため，抗悪性腫瘍剤処方管理加算（70点）（p.57）が算定されています。

注射

● 明細書だけではわかりませんが，事例❺では，抗悪性腫瘍剤のアバスチン点滴静注用薬剤と他の薬剤を混合し点滴が行われています（併用薬剤の一部を省略しています）。点滴を実施した場合の実施料は，薬剤の使用量から500mL 未満の49点（p.55）となります。

　薬剤の一部は省略していますが，注射薬のアバスチン100mg/4mL の価格は1瓶35,877円で5瓶使用しており，エルプラット200mg/40mL は1瓶70,065円です。約25000点の高額な薬剤点数になっています。

　また，事例の病院では，化学療法（抗癌剤）を行うための専用室を設け，専門の看護師等を配置した場合に算定できる外来化学療法加算や，無菌室等の無菌環境において製剤処理を行ったときに算定できる無菌製剤処理料の届出が行われています。外来化学療法加算は製剤により2区分「抗悪性腫瘍剤」と「抗悪性腫瘍剤以外の薬剤」に分かれます。点数は以下のとおりです。

外来化学療法加算1（2は省略）		
抗悪性腫瘍剤	600（15歳未満は820）	
抗悪性腫瘍剤以外の薬剤	450（15歳未満は670）	
連携充実加算※	月1回150点	
無菌製剤処理料		
1（悪性腫瘍に対して用いる薬剤が注射される一部の患者）	イ　閉鎖式接続器具を使用した場合	180
	ロ　イ以外の場合	45
2（1以外のもの）	● 白血病，再生不良性貧血等の患者 ● 中心静脈注射，植込型カテーテルによる中心静脈注射が行われる患者	40

※調剤薬局等と連携を行うなど施設基準の届出医療機関

一部負担金

● 事例❺では，山本さんが窓口で支払った一部負担金の合計が8万9940円という高額になっています。この額が高額療養費制度での山本さんの所得区分における自己負担限度額（p.22）を超えている場合は，保険者への申請により，その超過分の還付が受けられます。

　外来における仕事と治療（療養）の両立を支援する取組みとして，「療養・就労両立支援指導料」が設けられています。2020年の診療報酬改定で，対象疾患が拡大となり①悪性新生物，②肝疾患（慢性に限る），③脳血管疾患，④難病（公費申請のない患者さんも可能です）に対して職場と連携，支援及び指導を行います。費用は初回800点，2回目以降400点（初回月から3カ月以内）です。両立支援コーディネーターの研修を受けた看護師や社会福祉士の届出医療機関では，同席をし指導を行う場合，50点の相談支援加算が別途設けられています。

事例 6

通院困難のため，定期的に医師が訪問診療を実施

対象

内科・呼吸器科標榜の診療所
（診療時間：
　月～金⇒9：00～18：00，
　土：9：00～12：00）
　　　　　　　　　　外来
80歳の患者（患者負担1割／
年収240万円）

ポイント

在宅療養支援診療所
（機能強化型以外）の
医師による訪問診療
自宅での酸素療法

2年前，脳梗塞を発症し，その後遺症のため歩行困難になった80歳の近藤さん。通院が困難になったため，在宅療養支援診療所（在支診）の医師が月2回の訪問診療を行うことになりました。その他に訪問看護ステーションがケアを行っています。近藤さんは慢性呼吸不全も併発しており，自宅で酸素療法を行っています。

【訪問診療時の主な診療内容】

■11月4日（水）　訪問診療（自宅にて診療を行う）。血圧や酸素飽和度を測定し，療養上の管理と投薬*を行う。

■11月18日（水）　訪問診療（11月4日と同様）。

■11月25日（水）　16時，家族から，近藤さんに38℃の発熱と呼吸苦等の症状があるとのことで，診察を依頼される（往診）。3日分*の風邪薬を投与。

*投薬は院外処方せんにより調剤薬局にて投与

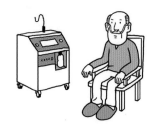

【交付された明細書（11月分）】

部		項 目 名	点数	回数
診察	💊	*再診料，明細書発行体制等加算	74	1
		*外来管理加算	52	1
在宅医療	🏠	*往診料	720	1
		*在宅患者訪問診療料1（同一建物居住者以外の場合）	888	2
		*在宅時医学総合管理料「2」イ（在宅療養支援診療所）(1)単一建物診療患者が1人の場合	4600	1
		*訪問看護指示料	300	1
		*在宅酸素療法指導管理料「2」その他の場合	2400	1
		*酸素濃縮装置加算	4000	1
		*酸素ボンベ加算「1」携帯用	880	1
		*在宅酸素療法材料加算「2」その他の場合	100	1
合　計		自己負担1割の患者さんですが，70歳以上・一般の場合は，1月当たりの自己負担限度額が1万8000円までとされています	14902点 （149,020円）	一部負担金 18,000円

自宅での診察（診療）は「往診料」と「訪問診療料」に分かれています

施設基準を届け出た医療機関の医師が，訪問診療を行った場合に，月1回の算定が可能です

在宅にて酸素療法は，p.63表「イ」「厚生労働大臣が定める状態」

解説

💊 診察

●25日（水）の往診時のみ，診察料として再診料が算定できます。在宅患者訪問診療料には医師の診察（診療）を行う費用が含まれています。

🏠 在宅医療

●往診料と在宅患者訪問診療料では，以下のような違いがあります。また，この2項目以外に，看護師や保健師等が訪問を行った場合に算定する在宅患者訪問看護・指導料という項目もあります。

　往診料：患者や家族の求めに応じて，医師が自宅に出向いて診察（診療）を行う場合の費用。診察料（初診料・再診料等）は別に算定できる。

　在宅患者訪問診療料：通院困難な患者に対し，医師が計画を立てたうえで定期的に訪問し，診療を行う場合の費用。診察料（再診等）の費用は算定できない。

往診料		
基本点数	720 点	
緊急往診加算	＋325（在支診・在支病は＋650） （機能強化型在支診等は＋850）	
夜間・休日加算	＋650（在支診・在支病は＋1300） （機能強化型在支診等は＋1700）	
深夜加算	＋1300（在支診・在支病は＋2300） （機能強化型在支診等は＋2700）	
在宅患者訪問診療料(1)1		
同一建物居住者以外の場合	888	
同一建物居住者の場合	213	

※在宅を担う医療機関は規定要件により3区分あります。
　①機能強化型（在宅療養支援診療所及び病院）
　②在宅療養支援診療所，在宅療養支援病院
　③上記以外の医療機関

●［在宅時医学総合管理料］施設基準を届け出た医療機関において，通院が困難な患者さんの同意を得て，訪問診療を行った場合に月1回算定できます。投薬の費用はこのなかに含まれているため算定はできません。この項目は，在宅での療養を行っている患者さんに対するかかりつけ医の診療や指導管理等を点数化したものです。医療機関の形態や訪問回数や患者さんのお住まいや状態に

よって点数が分かれています。院外処方箋を交付しない場合は300点の加算点数があります。事例❻は投薬は院外処方箋を交付し，下記の表「イ」の4600点の算定になります。通院が困難な患者さんの状態によって算定される包括的支援加算や，ビデオ通話を使って診療を行った場合に算定するオンライン在宅管理料もあります。

	在宅療養支援診療所・在宅療養支援病院（機能強化型以外）	訪問回数	点数
在宅時医学総合管理料	イ　厚生労働大臣が定める状態の患者	2回以上	4600
	ロ　イ以外の患者	2回以上	3700
	ハ　イ・ロの患者	1回	2300
	オンライン在宅管理料（情報通信機器を用いた場合）		+100
	処方箋を交付しない場合		+300
	厚生労働大臣が定める状態等の患者に1月4回以上診察した場合		+600
	包括的支援加算（ロ・ハを算定している場合に限る）		+150

※表中は単一建物診療患者が1名の場合の費用

● [施設入居時等医学総合管理料] 在宅時医学総合管理料と同じ内容ですが，医師や看護師がいる一部の施設（特別養護老人ホームや養護老人ホーム等）で算定できる項目です。自宅に比べ療養管理が容易な施設における項目であるため，点数は低く設定されています。

　事例❻は，自宅療養のため，上部の表になります。

	在宅療養支援診療所・在宅療養支援病院（機能強化型以外）	訪問回数	点数
施設入居時等医学総合管理料	イ　厚生労働大臣が定める状態の患者	2回以上	3300
	ロ　イ以外の患者	2回以上	2600
	ハ　イ・ロの患者	1回	1640
	処方箋を交付しない場合		+300
	厚生労働大臣が定める状態等の患者に1月4回以上診察した場合		+600
	包括的支援加算（ロ・ハを算定している場合に限る）		+150

※表中は単一建物診療患者が1名の場合の費用

● [訪問看護指示料] 主治医が診療に基づき，訪問看護ステーションの看護師に患者さんのケアを依頼する場合に指示書が必要になりますが，その記載・交付の費用です。月1回に限り300点が算定できます。

● [在宅酸素療法指導管理料] 在宅酸素療法とは，肺や気管支などの病気が原因で，体内にうまく酸素が取り込めないときに，自宅に酸素濃縮装置等を設置し，持続的に酸素吸入を行う療法のことです。チアノーゼ型先天性心疾患の発作時に自宅で酸素療法を行う患者さん，高度慢性呼吸不全，肺高血圧，慢性心不全等で安定した状態にある患者さんに対して酸素療法を行う場合に算定できる項目です。事例❻の場合は，慢性呼吸不全のケースです。「スパイロメトリー」という呼吸機能検査によって診断を行います。

[スパイロメトリー検査]

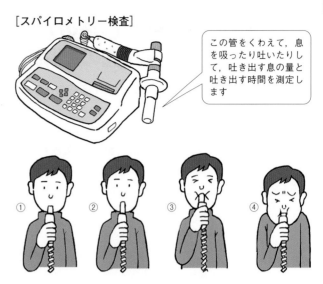

この管をくわえて，息を吸ったり吐いたりして，吐き出す息の量と吐き出す時間を測定します

① ② ③ ④

　在宅酸素療法指導管理料は，在宅酸素療法等の医学的な管理の費用ですが，点数は疾病により異なります。

在宅酸素療法指導管理料	
チアノーゼ型先天性心疾患の場合	520
その他の場合	2400

●酸素を吸入する装置として，最も普及しているのが酸素濃縮装置で，家庭用の電源で作動します。また，酸素供給機（ボンベ等）を用いて専用のチューブ，カニューレというものを鼻に通して継続的に酸素を吸入する方法があります。これらの機材を使用した場合は，材料の加算を3月に3回に限り算定することができます。また，情報通信機器を使用し，医師が遠隔モニタリングした際に加算されるものもあります。その場合，対面診療と組み合わせ受診しない月は通信機器から主治医の先生へデータが送られ，数値等の管理が行えるようになります。

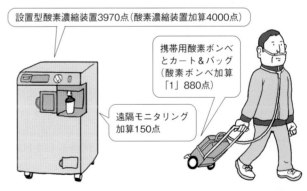

設置型酸素濃縮装置3970点（酸素濃縮装置加算4000点）

携帯用酸素ボンベとカート＆バッグ（酸素ボンベ加算「1」880点）

遠隔モニタリング加算150点

※在宅酸素療法材料加算「2」その他（100点）は医療機関から在宅酸素療法装置が提供される場合に3月に3回に限り算定（装置の回路部品や附属品等の費用が含まれる）

受診した近隣の診療所から紹介搬送され，紹介先の病院で虫垂炎の緊急手術を実施

▶対象

300床の病院（内科・消化器科・循環器科・麻酔科）
入院（5月24日〜6月2日）
18歳の患者（患者負担3割）

▶ポイント

病理組織標本の作製
他院での画像診断
CT撮影
入院時の食事代
処置・手術料の時間外等加算
「1」届出
組織診断料届出

5月24日（日）の18時頃，高校3年生の鈴木君はみぞおち（心窩部）の痛みと吐気も伴ったことから，近くの内科診療所を受診しました。診療所で血液検査・腹部単純撮影等を行ったところ，虫垂炎の疑いありと診断されたため，22時10分に近隣の病院に緊急搬送されました。搬送時には右下腹部に激しい痛みを訴えており，発熱（38℃），白血球数の増加もみられました。超音波検査・CT撮影の結果を受け，22時50分から緊急で虫垂炎手術を実施しました（23時50分に終了）。

【入院中の経過】

■ 5月25日（月）　経過は良好。水分摂取開始，午後はガス確認。

■ 5月26日（火）　経過は良好。昼より流動食を開始。

【交付された明細書（5月分）】（投薬・注射・処置等は省略）

部		項　目　名	点数	回数
診察		＊初診料，深夜加算	768	1
手術・麻酔		＊虫垂切除術（虫垂周囲膿瘍を伴わないもの）（深夜加算1）24日	17524	1
		＊脊椎麻酔（深夜）24日　　22時以降の手術の費用は所定点数の2.6	1530	1
		＊（薬剤名は省略）　　倍になります（「1」の届出医療機関）	55	1
検査・病理診断		＊BIL/総，AST，ALT，LD，CK，Amy，BUN，T-cho，ナトリウム・クロール，カリウム，グルコース，ALP（入院初回加算）	129	1
入院時に行われる基本検査です。疾患によっては，尿や心電図，便等の検査が行われることもあります		＊末梢血液一般，像（鏡検法），PT，出血，APTT	108	1
		＊HBs抗原定性・半定量，ABO，Rh（D），HCV抗体定性・定量，梅毒トレポネーマ抗体定性，梅毒血清反応（STS）定性，CRP	248	1
		＊時間外緊急院内検査加算　24日22時15分	200	1
		＊超音波検査（断層）「イ」消化器領域（虫垂）	530	1
		＊病理組織標本作製	860	1
		＊組織診断料	450	1
		＊（検体検査判断料名は省略）	413	1
画像診断		＊他院による腹部単純撮影読影診断料	85	1
画像診断と同様に，検査にも診療時間以外に緊急に診療を行った場合の加算があります		＊腹部CT（16列以上64列未満のマルチスライス型機器），電子画像管理加算（コンピューター断層診断料）	1020	1
		＊コンピューター断層診断	450	1
		＊時間外緊急院内画像診断加算　24日22時20分	110	1
入院		＊急性期一般入院料1（14日以内），救急医療管理加算1※1，診療録管理体制加算2，3級地域加算	3094	1
診療録管理体制加算は入院初日のみ算定ができる項目です		＊急性期一般入院料1（14日以内），救急医療管理加算1※1，3級地域加算　　※1 詳細記載省略	3064	4
食事療養費		＊入院時食事療養標準負担額（一般）1食につき（流動食以外の場合）17食	640円×17食	7,820円
合　計		入院時食事療養（I）は1食につき640円の費用が給付されます。流動食のみの場合は575円です。患者さん（一般の場合）は，1食当たり460円の負担金を支払います	39830点（398,300円）食事10,880円	一部負担金119,490円食事7,820円

＊患者さんが他の医療機関で撮影した画像の情報を持参し，医師がその情報をもとに診断をする場合の読影費用です

解　説

診察

● ［初診料］24日（日）の22時10分に来院しているため，休日かつ深夜の時間帯に該当しますが，休日と深夜の加算を重複して算定することはできません。この場合，点数の高い深夜加算（480点）を算定します。

🏥 手術・麻酔

●手術は22時50分に開始されています。手術の時刻の加算は，時間外加算は緊急入院当日のみの算定になります。休日・深夜加算は入院中でも算定できます。事例の医療機関は処置・手術の時間外等加算「1」の届出医療機関となり，手術料×2.6倍の算定になります。（**事例❶加算一覧表参照**）

● [**虫垂切除術**] 右の下腹部を切って行う開腹手術と，腹部に3〜4箇所の穴を開け，そこから内視鏡と手術用の器具を挿入しテレビモニターを見ながら行う腹腔鏡手術があります。腹腔鏡手術は傷も小さいため，開腹手術より入院期間も短くなりますが，虫垂の炎症の状態や患者さんの合併症の状態等によっては開腹手術が選択されます。

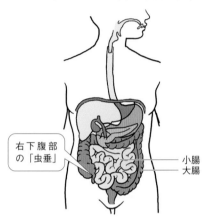

右下腹部の「虫垂」
小腸
大腸

事例❼では，下表の虫垂切除術「1」6740点×2.6倍（深夜加算1）＝17524点が算定されています。

手術式	点数
虫垂切除術 「1」虫垂周囲膿瘍を伴わないもの 「2」虫垂周囲膿瘍を伴うもの	6740 8880
腹腔鏡下虫垂切除術 「1」虫垂周囲膿瘍を伴わないもの 「2」虫垂周囲膿瘍を伴うもの	13760 22050

●麻酔には局所麻酔と全身麻酔があります。**事例❼**は局所（下半身）の脊椎に麻酔剤を注入し（局所麻酔），その技術料である脊椎麻酔を算定しています。深夜に行っているので，850点×1.8＝1530点となります。

🔬 検査・病理診断

●入院時の基本検査として，尿や血液の成分・機能の低下がないか，また炎症の状態などを調べる検査が行われます。また，手術を必要とする患者さんには血液型（ABO・Rh）や感染症（B型肝炎・C型肝炎・梅毒など）に関する検査が行われます。
●体から採取した組織（虫垂臓器）を標本にし（病理組織標本作製），病理医等の医師が診断（病理診断）を行っています。手術を行う前に組織を採取するケース，**事例❼**のように手術時に採取した組織や細胞を調べるケース

などがあります。
　病理組織標本作製は，①どんな病気であるか，②炎症，腫瘍がないかどうか，③（組織が腫瘍の場合）悪性か良性か，④（手術で摘出された臓器などの場合）病変の程度・広がりはどのくらいか，病変部がすべて取りきれているか──などを診断するために行われます。
　医師が，上記①〜④のために病理診断を行った場合の技術料が「病理診断・判断料」です。病理の専門医が勤務する医療機関の場合は「病理診断料」，専門医がいない医療機関が外部の病理検査会社等に委託する場合は「病理判断料」を算定します。
●緊急の検査が行われたのは24日の22時15分です。時間外・休日・深夜に緊急に検体検査が行われた場合，時間外緊急院内検査加算（200点）が算定されます。

📷 画像診断

● CTの算定と時間外緊急院内画像診断加算は**事例❶**（p.53）と同様です。
●**事例❶**で画像診断の基本算定は，①診断料＋②撮影料＋③フィルム料（または電子画像管理加算）と解説しました。**事例❼**の他院による診断料85点では，内科の診療所で撮影されたフィルムを持参し，読影しています（または媒体に保存されCD等で持参）。②・③の算定はできず，①の診断料のみが算定されます。腹部撮影は**事例❶**の顔面と同一区分になり，診断料は85点です。

🛏🍚 入院時食事療養費と標準負担額（患者負担額）

●病院での食事の費用は，大きく入院時食事療養（Ⅰ）と入院時食事療養（Ⅱ）に分かれます。（Ⅰ）を算定するためには施設基準の届出が必要ですが，特別食加算，食堂加算という加算項目もあります。特別食加算は，治療食（腎臓食，肝臓食，糖尿食，胃潰瘍食など），無菌食などを提供した場合に，食堂加算は，基準を満たした食堂を備えている場合に算定できるものです。
　事例❼では，26日（火）の昼食から食事が提供されていますので，17食分に入院時食事療養（Ⅰ）が給付されます。流動食とそれ以外で金額が異なります。その際の患者負担は，460円×17食＝7,820円です。流動食もそれ以外も患者負担額は変わりません。

項目	金額	標準負担額
入院時食事療養（Ⅰ）	（1）1食につき640円 （2）1食につき575円 *1	1食につき460円 （左記加算があっても同額）
特別食加算	1食につき＋76円 ※（2）を算定する場合は加算不可	
食堂加算	1日につき＋50円	

＊1　市販の流動食のみを経管栄養法にて提供された場合

<table>
<tr><td>事例</td><td>❽</td><td colspan="2">スノーボード中に転倒し，頭部を強打。
救命救急センターに搬送され緊急手術を実施</td></tr>
</table>

▶対象

650 床の病院（内科，外科，脳神経外科，整形外科，麻酔科等）

入院
28 歳の患者（患者負担 3 割）

▶ポイント

救命救急センターでの入院
手術当日の処置
救命救急入院料の包括項目
麻酔の管理
同一月中 2 回の CT 撮影

12 月 28 日（月）の 11 時，中田さん（28 歳）はスノーボードで滑っている際に人と接触・転倒し，頭部を地面に強打してしまいました。すぐに友人が通報を行い，11 時 30 分，救命救急センターに救急搬送されました。搬送直後，中田さんには意識レベルの低下がみられたため，直ちに頭部 CT 撮影を実施。CT 撮影の結果，硬膜下に脳内出血が認められ，全身麻酔管理下にて，緊急血腫除去手術が施行されました。

【入院後の経過】

12 月 28 日（月） 11 時 45 分から（時間内），緊急開頭による血腫除去術を行う（14 時 45 分に終了）。手術室からそのまま酸素吸入を継続し，救命救急病棟へ移動。監視装置等で厳重に経過観察をする。食事提供はない（30 日まで同様）。31 日以降も救命救急病棟で管理する。

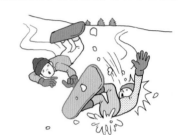

【交付された明細書（12 月分）】（診察，注射，リハビリテーション等は省略）

部		項 目 名	点数	回数
処置		＊液化酸素（CE）（0.19 円× 5,550L × 1.3 ÷ 10）	137	1
		＊液化酸素（CE）（0.19 円× 10,080L × 1.3 ÷ 10）	249	3
		＊ドレーン法（その他のもの）	25	3
手術・麻酔		＊頭蓋内血腫除去術（開頭・硬膜下）28 日	36970	1
		＊閉鎖循環式全身麻酔「5」（3 時間）（その他） 28 日　全身麻酔の費用です	7200	1
		＊ （薬剤名は省略）	2000	1
		＊ （材料は省略）　手術にはいろいろな材料が使用されます	2893	1
		＊麻酔管理料（Ⅰ）（閉鎖循環式全身麻酔）	1050	1
画像診断		＊頭部単純 X-P 撮影（デジタル），電子画像管理加算（単純撮影） 電子媒体保存 3 回	363	1
		＊コンピューター断層診断	450	1
		＊頭部 CT（16 列以上 64 列未満のマルチスライス型），電子画像管理加算 電子媒体保存（12 月 28 日実施）	1020	1
		＊画像診断管理加算 2（コンピューター断層診断）	180	1
		＊頭部 CT（16 列以上 64 列未満のマルチスライス型）2 回目以降，電子画像管理加算 電子媒体保存（12 月 29 日実施）	840	1
入院		＊救命救急入院料「1」（3 日以内），救急体制充実加算 2，救急医療管理加算 1，診療録管理体制加算 2，療養環境加算，2 級地域加算	11238	3
		＊救命救急入院料「1」（4 ～ 7 日以内），救急体制充実加算 2，救急医療管理加算 1，療養環境加算，2 級地域加算	10265	1
		合　　計	97904 点 （979,040 円）	一部負担金 293,710 円

常勤の麻酔科医が全身麻酔を実施し管理を行った場合の費用です

放射線科の専門医が，院内の主治医に画像診断の結果を文書で報告した場合の点数です

救命救急入院料の費用は，3 日目までと 4 日目以降で異なります

一部負担金は高額療養費の対象となる金額になっています

解説

🔪 処置

●処置には，傷の手当てや身体に装着する医療器具の設置や薬剤の注入など，様々な費用があります。手術当日に伴う処置の費用（処置料）は，手術の技術料に含まれ算定できません（薬剤・医療材料の算定はできます）。

●事例❽では，酸素吸入の処置が行われています。酸素吸入を行った場合，実施費用としての酸素吸入 65 点（1 日につき）と使用した酸素の費用（酸素加算）が算定さ

れます。酸素加算は，「酸素の価格×使用した酸素のリットル数×規定の補正率（1.3 倍） ÷ 10」の算式で計算します。ただし，事例❽の病院は救命救急入院料を算定しているため，酸素吸入は算定できません（＊1）。

＊ 1 救命救急入院料に含まれる処置

救命救急入院料を算定する病室では，以下の処置は入院料に含まれ，算定することができません。

●酸素吸入（使用した酸素の費用は算定可能）

●留置カテーテル設置〔自分で排尿できない状態の場合に，

66

膀胱に管（カテーテル）を設置する費用〕

● ［ドレーン法］体内に貯留した消化液，膿，血液・滲出液などをチューブやカテーテルという管やガーゼ等を用い体外に排出することです。方法によって，点数は異なります（50点または25点）。事例❽では，手術時（28日）に管を挿入し，排液の管理を行っている29～31日の3日間分が算定されています。

［消毒の仕方］

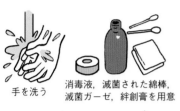
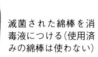

手を洗う

消毒液，滅菌された綿棒，滅菌ガーゼ，絆創膏を用意

滅菌された綿棒を消毒液につける（使用済みの綿棒は使わない）

創傷の場合は，まず創を消毒する

創の両側を消毒する

ドレーンが挿入されている場合は，まずドレーンのすぐ周りを消毒する

円心円状に外側に向けて消毒する

手術・麻酔

● ［頭蓋内血腫除去術（開頭・硬膜下）］事例❽では，強打した頭のなかで血液が溜まり，血腫となっています。その血腫を取り除く手術として，頭蓋内血腫除去術が施行されています。この手術では，血腫が頭のなかのどの部分にあるかによって除去の費用が異なります。事例❽は，硬膜下の血腫を切除したものです。

頭蓋内血腫除去術	
硬膜外のもの	35790
硬膜下のもの	36970
脳内のもの	47020

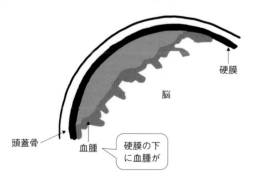

硬膜

脳

頭蓋骨

血腫

硬膜の下に血腫が

● ［閉鎖循環式全身麻酔］事例❽は全身麻酔が行われています。眠らせた状態で手術を行います。費用は，麻酔施行時の体位（体の向き）や状態，使用する機器，麻酔時間により異なります。事例❽は3時間の麻酔を通常の仰向け（仰臥位）で行っています。仰向けの場合，2時間までは6000点で，その後30分ごとに600点が加算されます。3時間の場合は，6000点＋600点＋600点＝7200点の算定となります。

● ［麻酔管理料］常勤の麻酔担当医が手術前・手術中・手術後に全身管理を行い，質の高い麻酔を提供した場合に算定されるのが麻酔管理料です。麻酔管理料を算定するためには施設基準の届出が必要ですが，麻酔方法，常勤麻酔科医による施行等により点数が異なります。

	麻酔方法	点数
麻酔管理料（Ⅰ） （常勤麻酔科医施行）	硬膜外麻酔・脊椎麻酔	250
	※帝王切開の場合	＋700
	閉鎖循環式全身麻酔	1050
麻酔管理料（Ⅱ） （常勤麻酔科医管理下）	硬膜外麻酔・脊椎麻酔	150
	閉鎖循環式全身麻酔	450

画像診断

● 下表は，事例❽に関する点数を抜粋したものです。同じCT撮影機器を使用した場合であっても，同月2回目の撮影は点数が異なります。

撮影方法	診断料	撮影料	電子画像管理加算
頭部単純X-P（3枚分）	170	136	57
頭部CT（1回目）	450	900	120
頭部CT（2回目）	——	720	120

● 医療機関において，放射線科専門医師が読影文書を主治医に提供した場合に算定するのが「画像診断管理加算」です。この加算を算定するためには施設基準の届出が必要です。届出の基準により，画像診断管理加算1（70点），画像診断管理加算2（180点），画像診断管理加算3（300点）のいずれかを算定します。

入院

● 重篤な疾患やけがの場合に搬送される救急救命センター等には，24時間体制で高度な医療が提供できる施設・人員の体制が整えられています。

この入院料には一部の点数項目が含まれており，算定できないものがあります。事例❽では，施設基準の届出を行っている救急体制充実加算2は算定できますが，明細書中の赤字で示した項目は算定できません。このほか，処置，検査，注射の実施料の一部も算定することができません。

● 救命救急入院料「1」と「2」の費用（1日当たり）は下表のとおりです。そのほか，高度救命救急センターに対する加算や患者の状態等による加算もあります。

	救命救急入院料1	救命救急入院料2
3日以内	10223	11802
4～7日以内	9250	10686
8～14日以内	7897	9371
救急体制充実加算 （1日につき）	●1 ●2 ●3	＋1500 ＋1000 ＋500
急性薬毒物中毒加算 （入院初日のみ）	●1（機器分析） ●2（その他のもの）	＋5000 ＋350
15歳未満	入院初日のみ	＋5000

事例 ⑨ バイクによる転倒事故で大腿骨の手術を受け，翌月に回復期リハビリテーション病棟に転棟

▶**対象**

380 床の病院（内科，整形外科，リハビリテーション科）入院
28 歳の患者（患者負担 3 割）

▶**ポイント**

リハビリテーション料の算定
回復期リハ病棟への転棟

6 月 15 日（月），28 歳の青木さんはバイクによる転倒事故で救急搬送され，左太もも（左大腿骨）の骨折と診断されました。6 月 18 日（木）には骨折部位をプレートで固定する手術が行われ，病院の一般病棟で入院生活を送っていましたが，7 月 22 日（水）には在宅復帰を目的にリハビリテーションが充実した専門病棟（回復期リハビリテーション病棟）に転棟（移動）し，集中的なリハビリテーションを行っています。

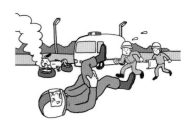

📋 【交付された明細書（7 月分）】（一部抜粋）

1 日 6 単位 × 31 日（回）と記載される場合もあります

部	項 目 名	点数	回数
リハビリテーション 🧍 心疾患・脳血管・廃用症候群・運動器・呼吸器の 5 疾患に分かれます	＊運動器リハビリテーション料（Ⅰ）1 単位 　左大腿骨骨折（手術：令和 2 年 6 月 18 日）（実施日数 31 日）　〔1 単位は 20 分です〕	185	186
	＊初期加算　1 単位	45	6
	＊早期リハビリテーション加算　1 単位　〔リハビリテーションの算定開始日より 30 日間に限り算定できます〕	30	102
	＊リハビリテーション総合計画評価料 1	300	1
入院 🛏 事例❽に示したように，入院日数に応じて初期加算の点数が異なります。6 月中に，6 月 15 ～ 28 日までの初期加算（14 日以内）の 450 点は算定済みです	＊急性期一般入院料 6	1600	14
	＊4 級地地域加算	1408	7
		11	31
	＊回復期リハビリテーション病棟入院料 4　〔回復期リハビリテーション病棟入院料は，疾患別に入院期間が 90 ～ 180 日と決められています。入院できる対象疾患も決められています〕	1841	10
	＊休日リハビリテーション提供体制加算	60	10
合 計		**89647 点** （896,470 円）	**一部負担金** **269,022 円**

食事は省略しています。また，高額療養費（p.22）の対象となります

解説

🧍 リハビリテーション

●医療機関でリハビリテーションを行った場合に算定されるのが「リハビリテーション料」です。リハビリテーション料には，5 つの疾患に対する疾患別リハビリテーション料と，それ以外のリハビリテーション料があります。事例⑨では，疾患別リハビリテーション料のうち，運動器リハビリテーション料を算定します。

疾患別リハビリテーション料の算定ポイントとしては，次の 4 点が挙げられます。

① 心大血管疾患，脳血管疾患，廃用症候群，運動器疾患，呼吸器疾患の別で点数が異なる。

② 規定の対象疾患があり，治療開始日や，発症・手術・急性増悪・最初に診断された日等から算定を開始し，算定日数に制限（一部を除く）がある。

③ 個別で 20 分以上訓練を行った場合に，1 単位として算定する。

④ 1 人につき 1 日 6 単位（一部規定の患者は 1 日 9 単位）を限度に算定できる。

この疾患別リハビリテーション料は以下のとおりです。それぞれ訓練室の設備や体制によって，3 つ（あるいは 2 つ）の届出区分があり，算定できる点数が定められています。

項目	Ⅰ	Ⅱ	Ⅲ	算定日数
心大血管疾患	205	125		150
脳血管疾患等	245	200	100	180
廃用症候群	180	146	77	120
運動器	185	170	85	150
呼吸器	175	85		90
早期リハビリテーション加算	算定開始日～ 30 日まで（入院中又は規定の外来患者のみ）＋ 30（1 単位につき）			
初期加算	算定開始日～ 14 日まで（入院中又は規定の外来患者のみ）＋ 45（1 単位につき）			

●[早期リハビリテーション加算] 早期のリハビリテーションが実施されているとして，加算は 30 日間です。手術実施日は 6 月 18 日（木），その日が算定日数の開始日となり，6 月分は 13 日間の算定が可能です。算定制限は 30 日間の 7 月 17 日までです。30 点の加算は 7 月分は

17日間（6単位×17日間＝102単位）算定されます。

また，規定の医師配置の届出がある場合は，初期加算（14日間）を算定できます。事例❾では，7月分は7月1日までの1日間（6単位×1日間＝6単位）の算定となります。

このほかのリハビリテーション料として，リハビリテーション総合計画評価料があります。これは，①医師・看護師・理学療法士・作業療法士・言語療法士・社会福祉士等の多職種が共同して計画を立て，②評価票の写しを患者さん（家族）に渡して説明し，③計画に基づいて行ったリハビリテーションの効果等の評価を共同して行う——ことが要件になっています。介護リハ移行予定者と，それ以外で，1と2の区分にわかれています。また，当該評価料の加算として，①回復期リハビリテーション病棟入院料を算定する患者に対し，入院前または入院後7日以内に退院後の住環境を評価し，計画を策定した場合に算定できる入院時訪問指導加算150点と②施設基準の届出をした医療機関が歩行訓練支援ロボット等を使用しリハビリの計画を立案した場合に算定できる，運動量増加機器加算150点が設けられています。

🛏 入院

● ［急性期一般入院料6］一般病棟の入院基本料は，入院日数に応じた初期加算の算定ができます。回復期リハビリ病棟に転棟までの7/21までを下表にまとめました。

〈入院初期加算〉

6/15 〜 28	14日間	450点
6/29 〜 30	2日間	192点
7/1 〜 14	14日間	192点

● ［回復期リハビリテーション病棟入院料］青木さんは，22日に病棟を転棟（移動）していますので，22日より移動先病棟の入院料で算定することになります。回復期リハビリテーション病棟は，脳血管疾患または大腿骨頸部骨折等の患者の寝たきり防止と家庭復帰を目的に，集中的にリハビリテーションを行う病棟です。病棟の届出は，新規入院患者の重症割合や在宅復帰率等により6つに区分されます。この入院料を届け出た医療機関は，リハビリ後に日常生活機能（ADL）の改善等についての報告が義務付けられています。

［回復期リハビリテーション病棟入院料（＊1）の主な点数］

届出区分	点数	加算	
「1」	2129	体制強化加算1	＋200点
「2」	2066	体制強化加算2	＋120点
「3」	1899	休日リハビリテーション提供体制加算	＋60点
「4」	1841		
「5」	1736		
「6」	1678		

また，届出区分「3」〜「6」においては休日であっても平日と同様のリハビリテーションの提供が可能な場合に算定できる休日リハビリテーション提供体制加算（60点）があります。「1」「2」においては病棟にリハビリの専門職や医師の配置をすることで早期機能回復，早期退院を目的とした体制強化加算が設けられています〔いずれも施設基準の届出が必要です〕。「1」については2020年度より病棟専任の管理栄養士の配置が義務となりました。

> **＊1　回復期リハ病棟入院料の加算項目**
> 　回復期リハビリテーション病棟に入院している患者さんの場合，以下の項目のみ算定できます。その他の項目は入院料に含まれ，算定することはできません。
> ●入院栄養食事指導料（回復期リハビリ病棟1に限る）
> ●在宅医療
> ●規定された投薬・注射薬
> ●リハビリテーション料（別に厚生労働大臣が定める費用を除く）
> ●入院基本料等加算の一部〔臨床研修病院入院診療加算，医師事務作業補助体制加算，地域加算，離島加算，医療安全対策加算，感染防止対策加算，患者サポート体制充実加算，データ提出加算，入退院支援加算（1のイに限る），認知症ケア加算，薬剤総合評価調整加算，排尿自立支援加算〕
> ●人工腎臓・腹膜灌流（使用した材料も可）

参　考　骨折の種類と固定方法

　骨折には様々な種類があり，大きさ，重症度，治療法も異なります。小さなひび割れ程度の骨折もあれば，生命を脅かす重大な骨折もあります。大腿骨（太ももの骨）の場合，図のように9種類の骨折が考えられます。

　また，骨折の手術では，金属製のネジやピン，プレートなどを使って骨折部を固定する「骨接合術」が行われることがありますが，主な方法を4つ紹介します。

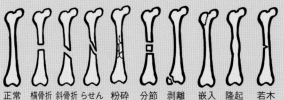

正常　横骨折　斜骨折　らせん骨折　粉砕骨折　分節骨折　剥離骨折　嵌入骨折　隆起骨折　若木骨折

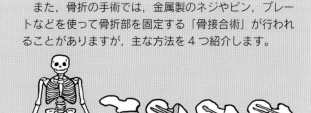

プレート法　髄内釘固定　スクリュー＋プレート固定　スクリュー固定

事例 ⑩ 会社の乳癌検診で異常が発見され，診療所受診後に専門病院で乳癌手術を施行

対象

DPC 対象病院（内科，外科，乳腺外科，麻酔科，放射線科）

入院（11 月 25 ～ 28 日）
45 歳の患者（患者負担 3 割）

ポイント

DPC 対象病院での入院乳腺悪性腫瘍手術の実施

45 歳の藤田さんは会社の乳癌検診でマンモグラフィを受け，乳癌の疑いありと診断されたため，11 月 4 日（水）に近隣の乳腺診療所を受診したところ，乳癌の診断を受けました。その後，手術目的で紹介された近隣病院の外来を 11 月 11 日（水）に受診し，乳腺エコー（超音波検査）・細胞診（乳房のしこりに針を刺し吸引して採取した細胞を調べる検査），腫瘍マーカーの検査等が実施されました。11 月 18 日（水）に外来で入院時基本検査（事例❼の血液検査等および胸部単純 X-P）を行い，11 月 25 日（水）には乳腺悪性腫瘍の手術目的で入院となった事例です。

【入院後に実施された検査・手術】

①乳腺超音波検査　②胸腹部超音波検査〔他の臓器（肝臓）への転移有無の確認〕　③マンモグラフィ　④乳腺 MRI
⑤乳腺悪性腫瘍手術（センチネルリンパ節生検）　など

【交付された明細書（11 月分）】（一部抜粋）

部	項　目　名	点数	回数
医学管理等	＊肺血栓塞栓症予防管理料　［肺血栓塞栓症予防を目的に弾性ストッキング等を着用させ，管理した場合の費用です］	305	1
手術・麻酔	＊乳腺悪性腫瘍手術（乳房部分切除術）（腋窩部郭清を伴わない）　27 日	28210	1
	＊乳がんセンチネルリンパ節加算 2	3000	1
	＊止血用加熱凝固切開装置加算	700	1
	＊膀胱留置用ディスポーザブルカテーテル　2 管一般（Ⅲ）①標準型（1,650 円/1 本），吸引留置カテーテル（能動吸引型・創部用ア・軟質型）（4,630 円/1 本）	628	1
	＊（手術薬剤名は省略）	315	1
	＊閉鎖循環式全身麻酔「5」（その他）（205 分）	7800	1
	＊液化酸素（CE）（0.19 円× 980L × 1.3 ÷ 10）	24	1
	＊（麻酔薬剤名は省略）	881	1
	＊麻酔管理料（Ⅰ）（閉鎖循環式全身麻酔）	1050	1
画像診断	＊画像診断管理加算 1（写真診断）	70	1
	＊画像診断管理加算 2（コンピューター断層診断）　［放射線科専門医がマンモグラフィや MRI の画像の診断報告書を提示した費用です］	180	1
包括点数	＊ DPC 包括評価点数　4 日間包括算定	14004	1
	＊（投薬名は省略）		
	＊（注射名は省略）　［DPC 包括評価点数の下に記載されている項目は，DPC 包括評価点数に含まれて算定できないものです。レセプトと呼ばれる明細書の表示順に掲載されている場合が多いようです］		
	＊超音波検査（断層）「ロ」乳腺		
	＊超音波検査（断層）「イ」消化器領域（肝臓）		
	＊乳房：撮影（デジタル），写真診断，電子画像管理加算		
	＊乳房：MRI（1.5 テスラ以上 3 テスラ未満の機器），造影剤使用加算，電子画像管理加算		
	＊コンピューター断層診断		
	＊マグネビスト静注シリンジ 37.14％ 10mL，大塚生食注 100mL		
	＊急性期一般入院料 1		
	＊臨床研修病院入院診療加算（基幹型）		
	＊診療録管理体制加算 2		
	＊医療安全対策加算 2		
	＊ 1 級地域加算		
合　計		57167 点（571,670 円）	一部負担金 171,500 円

手術中，手術後に装着する医療材料（医療機器）は，①加算点数で算定できるものや②物品の価格を 10 で割って点数で算定するもの，③算定できないものなど，様々です

DPC 対象病院では，実際に医療行為が行われても DPC 包括評価点数に含まれて算定できない項目（包括）があります

包括検査料の表示

包括画像診断料の表示

包括入院料の表示

一部負担金が高額のため，高額療養費制度の対象になります

解 説

● DPC 対象病院（p.30, p.39）における算定は，これまでの事例にあるような実施された医療行為を積み上げていく「出来高払い方式」とは異なります。病状（疾病）や治療法ごとに 1 日の入院費用が決まっている「包括払い方式」での算定になります。ただし，DPC 対象病院であっても対象病棟・対象患者（対象疾病・治療法）でない場合は出来高払い方式での算定になります。

では，この包括払い方式のポイントを整理してみましょう。

① 502 の基礎疾患に対し，年齢・重症度・手術と処置の有無・副傷病などをもとに 3990 の包括対象となる診断群分類（支払い分類は 2260）が設けられています。

② 診断群分類ごとに 3 段階の入院期間が定められていて，1 日当たりの点数が決められています。

③ 1 日当たりの診断群分類の点数に医療機関別係数を掛けることができます。医療機関別係数は，機能に応じて病院ごとに定められています。つまり，同じ診断群分類であっても，この係数の違いにより医療機関ごとの請求額が異なるということです。

[包括払い方式のイメージ]

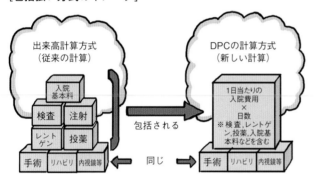

DPC の診断群分類に該当する場合，医療費は「包括評価項目＋出来高項目（＊1）」の組み合わせで算定されます。

> ### ＊1　出来高項目
> 　包括払い方式の場合でも，①医学管理等（一部を除く），②手術・麻酔，③放射線治療，④入院基本料等加算の一部——などは出来高払いの対象となります。また，投薬，注射，検査，画像診断等は包括されますが，技術料である採取料や画像診断における放射線科専門医の読影文書の費用，1000 点以上の処置料など，一部出来高払いの対象となる項目があります。

医学管理等

● [肺血栓塞栓症予防管理料] 肺血栓塞栓症は，心臓から肺へ血液を運ぶ血管である肺動脈に，塞栓子（血液の塊）が詰まってしまう疾病です。動脈の流れが悪くなったり，閉塞を起こしたり，血液の塊が肺に飛び呼吸困難などを引き起こすこともあります。この管理料（入院中 1 回に限り 305 点）は，手術中や手術後，下肢を圧迫し血栓塞栓症を防止する目的で弾性ストッキングや圧迫する機器を用い管理を行う費用です。

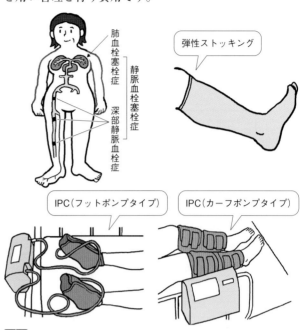

手術・麻酔

● [乳腺悪性腫瘍手術] 乳癌の診断をするためにマンモグラフィ（乳房の X 線撮影）や乳腺の超音波検査を行ったり，乳腺に針を刺し細胞組織を採取して悪性の有無を調べたりします。また，他の臓器に転移がないかどうかなどを調べて手術の範囲を決定します。

乳癌の手術には，乳房を温存する（残す）もの，わきの下のリンパ節部分や胸骨・鎖骨部分の広範囲までの切除が行われるものなど様々です。点数は手術範囲により異なります。また，手術時に使用する医療機器や医療材料には保険請求可能なものもあります。電気メス等の機器の加算点数がありますが，止血用加熱凝固切開装置加算（700 点）は乳腺悪性腫瘍手術のみに算定が認められています。

乳腺悪性腫瘍手術 （施設基準の届出が必要）	
単純乳房切除術（乳腺全摘術）	14820
乳房部分切除術（腋窩部郭清を伴わない）	28210
乳房切除術（腋窩部郭清を伴わない）	22520
乳房部分切除術（腋窩部郭清を伴うもの）（内視鏡下によるものを含む）	42350
乳房切除術（腋窩鎖骨下部郭清を伴うもの）・胸筋切除を併施しないもの	42350
乳房切除術（腋窩鎖骨下部郭清を伴うもの）・胸筋切除を併施するもの	42350
拡大乳房切除術（胸骨旁，鎖骨上，下窩など郭清を併施するもの）	52820
乳輪温存乳房切除術（腋窩郭清を伴わないもの）	27810
乳輪温存乳房切除術（腋窩郭清を伴うもの）	48340
〈乳がんセンチネルリンパ節加算〉	
●放射線同位元素＋色素を用いる場合	＋5000
●放射線同位元素または色素を用いる場合	＋3000

[マンモグラフィの様子]

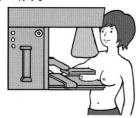

[乳癌診断までの一般的な流れ]

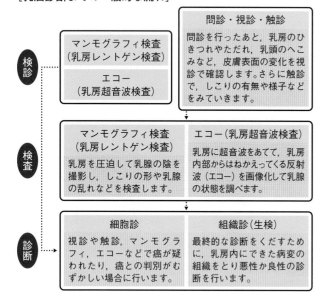

検診	マンモグラフィ検査 （乳房レントゲン検査） エコー （乳房超音波検査）	問診・視診・触診 問診を行ったあと，乳房のひきつれやただれ，乳頭のへこみなど，皮膚表面の変化を視診で確認します。さらに触診で，しこりの有無や様子などをみていきます。
検査	マンモグラフィ検査 （乳房レントゲン検査） 乳房を圧迫して乳腺の陰を撮影し，しこりの形や乳腺の乱れなどを検査します。	エコー（乳房超音波検査） 乳房に超音波をあてて，乳房内部からはねかえってくる反射波（エコー）を画像化して乳腺の状態を調べます。
診断	細胞診 視診や触診，マンモグラフィ，エコーなどで癌が疑われたり，癌との判別がむずかしい場合に行います。	組織診（生検） 最終的な診断をくだすために，乳房内にできた病変の組織をとり悪性か良性の診断を行います。

● [乳がんセンチネルリンパ節加算] 乳癌はわきの下（腋窩部）のリンパ節に転移することがあるため，乳房の手術時にそのリンパ節の一部も切除する「リンパ節郭清」が行われることがあります。リンパ節郭清後，後遺症として腕やわきの下がむくむ（浮腫），肩の関節や腕などが上がりにくいなどの運動障害が発生するケースもあります。リンパ節の転移がない患者にリンパ節郭清を行わなくてすむよう，事前にまたは手術時にリンパ節への転移の確認をするのが「センチネルリンパ節生検」です。乳癌の転移は最初にわきの下（腋窩部）のセンチネルリンパ節に到達しますが，そのセンチネルリンパ節に転移があるかないかを調べ，転移がなければリンパ節郭清（切除）を行う必要がなくなります。

● [閉鎖循環式全身麻酔] 事例❽と同様に2時間を超えた場合に加算点数があります（麻酔管理料も1050点）。

📐 画像診断

● [画像診断管理加算] 事例❽で解説した放射線科専門医による撮影結果の読影文書の費用です。画像診断管理加算2が算定できるのは，①核医学診断（放射線医薬品を用いたPETやガンマカメラでの撮影等），②コンピューター断層撮影（CTやMRI）——の2つです。それ以外の撮影では，画像診断管理加算1を算定します。

🛏 入院

施設基準の届出が必要な項目のうち，包括評価（＊2）に含まれない項目のみ出来高払いの対象となります。

＊2　事例❿のうち包括払いの対象となる項目
事例❿の病院では，以下の4項目の施設基準を満たしていますが，包括払いの対象となるため算定できません。
● 急性期一般入院料1
● 臨床研修病院入院診療加算（基幹型）
● 診療録管理体制加算2
● 医療安全対策加算2

🛏 包括点数

DPCの診断群分類は，傷病名のほか，手術があるかないか，処置や副傷病（合併症等）があるかないかで分かれます。例えば，事例❿の乳房の悪性腫瘍は28分類になります。そのうち包括払いになる診断群分類は19分類（残りの9分類は出来高払いで算定）で，それぞれに入院期間に応じた包括点数が決められています。

下の抜粋図を見てください。事例❿では乳腺悪性腫瘍手術乳房部分切除術（腋窩部郭清を伴わないもの）が行われている為，「090010xx02xxxx」に分類されます。11月の入院期間は11月25〜28日の4日間ですから，明細書には11670点（A期間の1日3121点×3日分）＋（B期間の1日2307点×1）×1.2000※（医療機関別係数を仮設定）＝14004点が合計点数として計上されます。明細書には，参考として包括になった項目の名称を表示しています。

※医療機関別係数は医療機関により異なります。

[診断群分類の抜粋図（090010・乳房の悪性腫瘍）]

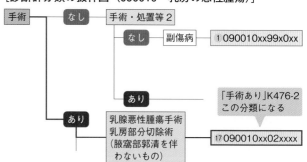

	入院期間			入院期間A日以下		A日超B日以下		入院期間B日以上C日以下	
	A	B	C	入院期間①	点数/日	入院期間②	点数/日	入院期間③	点数/日
17	3	6	30	1〜3日	3121	4〜6日	2307	7〜30日	1940

事例 ⑪ 外来で狭心症の治療を行っていたが，冠動脈のカテーテル手術のために入院

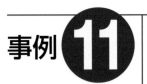

▌対象

DPC対象病院（内科，循環器内科，心臓外科，麻酔科，放射線科）

入院（4月2〜4日）
50歳の患者（患者負担3割／年収550万円）

▌ポイント

DPC対象病院での入院
退院時処方
高額療養費
限度額適用認定証持参

外来で，狭心症の治療を行っている50歳の鈴木さん。冠動脈狭窄が認められたため，カテーテルによる形成術（ステント留置）のために入院することになりました。すでに外来では，入院時基本検査，画像診断は施行されています。鈴木さんからは限度額適用認定証（所得区分は「ウ」）が提示されています。

【入院後に実施された検査・手術等】
①心臓超音波検査　②心電図　③経皮的冠動脈形成術
④経皮的冠動脈ステント留置術　⑤退院時投与（お薬手帳記載）　など

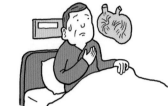

【交付された明細書（4月分）】（一部抜粋）

部	項 目 名	点数	回数
医学管理等	＊薬剤管理指導料1（安全管理を要する医薬品投与患者）（バイアスピリン）4日	380	1
	＊退院時薬剤情報管理指導料	90	1
投薬	＊バイアスピリン錠100mg　1錠　プラビックス錠75mg　1錠　　　　　　　退院時処方	17	7
手術・麻酔	＊経皮的冠動脈ステント留置術（不安定狭心症に対するもの）経皮的冠動脈形成術（不安定狭心症に対するもの）2日	24380	1
	＊血管造影用カテーテル（一般用）（1,870円/1本）など（その他医療材料は省略）	74902	1
	＊（局所麻酔薬剤名，その他注射薬剤名は省略）	2001	1
包括点数	＊DPC包括評価点数　3日間包括算定	9338	1
包括投薬・注射料の表示	＊投薬，注射省略		
包括検査料の表示	＊心臓超音波検査「イ」＊心電図（12誘導以上）		
包括入院料の表示	＊急性期一般入院料1（14日以内）＊臨床研修病院入院診療加算（基幹型）＊診療録管理体制加算2＊医療安全対策加算2＊1級地地域加算		
合　　計		111210点（1,112,100円）	一部負担金 88,551円

> 限度額適用認定証を持参した患者さんです。患者さんは高額療養費の自己負担の限度額までの支払いとなり，残額は保険者（保険証の発行元）から医療機関に支払われます

解 説

医学管理等

● ［薬剤管理指導料］薬剤師が医師の同意を得て，服薬指導や服薬支援その他の薬学的管理指導（＊2）を行った場合に算定できる費用です。

また，算定している入院料の種類やハイリスクの薬剤に関する指導を行った場合などは点数が異なります。事例⑪で使用されたバイアスピリンは血液凝固阻止剤であるため，薬剤管理指導料「1」の算定対象になります。

薬剤管理指導料	
「1」特に安全管理が必要な医薬品（＊1）を投与または注射している患者	380
「2」上記「1」以外の患者	325
〈加算〉●麻薬を投与している患者	＋50

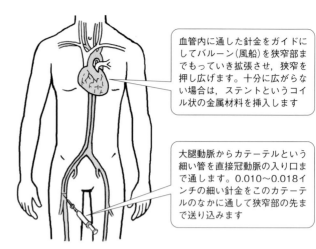

血管内に通した針金をガイドにしてバルーン（風船）を狭窄部までもっていき拡張させ，狭窄を押し広げます。十分に広がらない場合は，ステントというコイル状の金属材料を挿入します

大腿動脈からカテーテルという細い管を直接冠動脈の入り口まで通します。0.010～0.018インチの細い針金をこのカテーテルのなかに通して狭窄部の先まで送り込みます

● **［退院時薬剤情報管理指導料］** 入院中の薬剤や退院後に自宅で使用（服用）する薬剤・副作用等をお薬手帳に記載し，患者さんに説明を行った場合に算定できる項目です。退院日に 1 回に限り算定できます。

💊 投薬

● **［退院時処方］** 通常は投薬も注射も包括点数に含まれ算定できませんが，退院時の薬剤料（17 点×7 日分）は別途算定が可能です。

💉 手術・麻酔

● K546 経皮的冠動脈形成術（不安定狭心症に対するもの）（22000 点）と K549 経皮的冠動脈ステント留置術（不安定狭心症に対するもの）（24380 点）という 2 つの手術が行われています。同じ目的（冠動脈の狭窄を拡張する）で行われたものであるため，手術料はどちらか一方の点数を算定することになりますが，使用した材料はすべて算定できます。手術は，四肢動脈（腕や足の動脈）からカテーテルという管を通し画像を確認しながら行われています。形成術・ステント術ともに疾患等病態により 3 区分に点数が分かれます。狭窄部の拡張が不十分な場合は，そのあとにステントという材料を挿入し拡張します。**事例⓫**は，使用した材料の費用だけでも 74902 点（74 万 9020 円）という高額となります。

🛏 包括点数

● 下図は，DPC の診断群分類を抜粋したものです。診療報酬はアルファベットのコードがついており，手術は前述に示した「K」から始まるコードです。診断群分類の，「K546$ 等の手術あり」，「手術・処置等 1，2 なし」，「定義副傷病なし」の分類になります。4 月の入院期間は 3

日間ですから，明細書には 7782 点（A 期間の 1 日 2841 点×2 日分＋ 2100 点×1 日分）×1.2000（医療機関別係数）＝ 9338 点が合計点数として計上されます。事例⓾同様に，明細書には DPC 包括点数の下に算定できない包括項目が記されています。入院中に実施された心臓超音波検査，心電図検査は包括項目になるため，算定できません。

［診断群分類の抜粋図（050050・狭心症，慢性虚血性心疾患）］

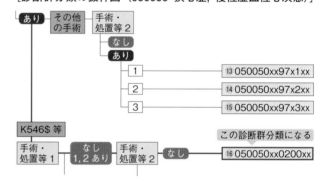

あり → その他の手術 → 手術・処置等 2
　なし
　あり
　　1 ── ⑬ 050050xx97x1xx
　　2 ── ⑭ 050050xx97x2xx
　　3 ── ⑮ 050050xx97x3xx

K546$ 等
手術・処置等 1 → なし 1,2 あり → 手術・処置等 2 → なし → ⑯ 050050xx0200xx

この診断群分類になる

	入院期間			入院期間 A 日以下		A 日超 B 日以下		入院期間 B 日以上 C 日以下	
	A	B	C	入院期間①	点数/日	入院期間②	点数/日	入院期間③	点数/日
⑯	2	4	30	1～2 日	2841	3～4 日	2100	5～30 日	1785

一部負担金

● 患者の一部負担金については，患者さんから病院に事前に「限度額適用認定証」が提示された場合，以下の計算式による自己負担限度額のみの支払いになります（p.22 の「高額療養費制度」を参照）。鈴木さんは 70 歳未満・対象区分「ウ」で，限度額適用認定証を提示していますから，3 割負担の金額（33 万 3630 円）を負担する必要はなく，8 万 8551 円の限度額負担で済みます。

鈴木さんの支払い額⇒ 80,100 円＋（1,112,100 円− 267,000 円）× 1%＝ 88,551 円

総医療費（明細書の合計金額）

参　考

● **［退院時薬剤情報連携加算］**
　保険薬局に対して，入院前の処方薬の変更・中止の情報

やその後の患者の状況を提供した場合に，あらたに退院時薬剤情報管理指導料の加算（60 点）が設けられました。

診療報酬点数一覧表

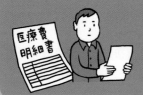

3

〈基本診療料〉

〈特掲診療料〉

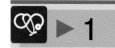

初　診　料

初診とは，患者の訴えに対して，初めて診察を行った行為のことです。

算定の決まり事

(1) 診療継続中であれば，新たな傷病の診察を行っても初診料はとれません（同日他科初診の場合を除く）。

(2) すべての傷病が治癒したならば，次の来院時には初診が算定できます。

(3) 初診料を算定した同一日に，同一医療機関において，他の傷病で別の診療科を初診として受診した場合でも，2つ目の診療科で初診料（**144点**）を算定できます。

(4) **初診料の加算**について（患者の年齢，診療の時間等によって加算されます）
　① **年齢加算**（6歳未満。6歳の誕生日の前日まで）
　　6歳未満の乳幼児に初診を行った場合は，初診料に**75点**を加算します。
　② **時間加算**

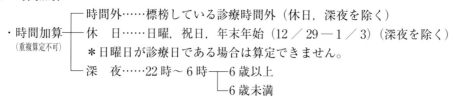

初診料一覧表

（※紹介のない患者，医薬品未妥結医療機関を除く）

	初診料の基本点数	時間外等の点数		
	時間内	時間外 （夜間）	休日 （日曜・祝日　12／29～1／3）	深夜 （午後10時～午前6時）
6歳以上 （高齢者含む）	288	373	538	768
		(288＋85)	(288＋250)	(288＋480)
6歳未満	363	488	653	983
	(288＋75)	(288＋200)	(288＋365)	(288＋695)
年齢問わず	同一日の別傷病での他科受診（2つ目の診療科のみ）			
	144			

設定例 標榜診療時間：8：00～19：00（土曜日は8：00～15：00まで）休診日：日曜・祝日

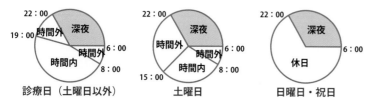

2 ▶ 再 診 料

　再診とは，初診後，引き続き診療の必要がある外来患者に対する診察行為です。入院患者には算定できません。再診料は，2回目以降の診察料のことで，診療所と一般病床200床未満の病院では「再診料」となり，一般病床200床以上の病院は「外来診療料」となります。

　また，慢性疾患等の患者に対して，対面診療と組み合わせるオンライン診察を行った場合，「オンライン診療料」（月1回71点）が算定できます。

算定の決まり事

(1)　**電話再診**（本人または家族から電話で治療上の意見を求められた場合）も通常の再診料と同様に算定します。

(2)　**同時に2つ以上の傷病について再診を行った場合**，再診料は1回しかとれません。

(3)　再診料（外来診療料）を算定した同一日に，同一医療機関において，他の傷病で別の診療科を再診として受診した場合も，2つ目の診療科で37点の再診料（外来診療料）を算定できます。

(4)　外来診療料には，一部の検査（検査判断料は算定できます）と処置の費用を包括しています。また，**電話等による再診の場合**は算定できません。

再診料一覧表

（※他医紹介にかかわらず受診した患者，医薬品未妥結医療機関を除く）

	再診料の基本点数	時間外等の点数		
	時間内	時間外 （夜間）	休日 （日曜・祝日　12／29～1／3）	深夜 （午後10時～午前6時）
6歳以上 （高齢者含む）	73	138	263	493
		（73＋65）	（73＋190）	（73＋420）
6歳未満	111	208	333	663
	（73＋38）	（73＋135）	（73＋260）	（73＋590）
年齢問わず	同一日の別傷病での他科受診（2つ目の診療科のみ）			
	37			

	外来診療料の基本点数	時間外等の点数		
	時間内	時間外 （夜間）	休日 （日曜・祝日　12／29～1／3）	深夜 （午後10時～午前6時）
6歳以上 （高齢者含む）	74	139	264	494
		（74＋65）	（74＋190）	（74＋420）
6歳未満	112	209	334	664
	（74＋38）	（74＋135）	（74＋260）	（74＋590）
年齢問わず	同一日の別傷病での他科受診（2つ目の診療科のみ）			
	37			

入 院 基 本 料

入院料は，**入院に係る1日の点数**を計算し算定します（この場合の1日とは0時～24時）。

算 定 の 決 ま り 事

(1) **入院料**について

入院基本料とは，入院患者が快適な環境（寝具等含む）で療養するための基本的な入院医療の体制を評価するものです。医師や看護職員の人員確保の費用なども含まれています。

(2) **入院基本料のなりたち**

入院基本料は，① **重症度，医療・看護必要度**，② **平均在院日数**，③ **看護配置**，④ **看護師比率**──等により決定されます。

一 般 病 棟 入 院 基 本 料 一 覧 表 （1日につき）

項目	所定点数	初期加算	看護配置（以上）	看護師比率（以上）	平均在院日数（以内）	常勤医師（以上）	重症度，医療・看護必要度（以上） I	II	在宅復帰・連携率（以上）
1 急性期一般入院基本料（データ提出加算：要届出）									
急性期一般入院料1	1650点	14日以内+450点 15～30日+192点	7対1	70%	18日	10対1	31%	29%	80%
急性期一般入院料2（※）	1619点		10対1	70%	21日	—	28%(26%)	26%(24%)	—
急性期一般入院料3（※）	1545点		10対1	70%	21日	—	25%(23%)	23%(21%)	—
急性期一般入院料4（※）	1440点		10対1	70%	21日	—	22%(20%)	20%(18%)	—
急性期一般入院料5	1429点		10対1	70%	21日	—	20%	18%	—
急性期一般入院料6	1408点		10対1	70%	21日	—	18%	15%	—
急性期一般入院料7	1382点		10対1	70%	21日	—	測定	—	—

● **ADL維持向上等体制加算：80点**（1日につき）

項目	所定点数	初期加算	看護配置（以上）	看護師比率（以上）	平均在院日数（以内）	常勤医師（以上）	重症度，医療・看護必要度（以上） I	II	在宅復帰・連携率（以上）
2 地域一般入院基本料（データ提出加算：届出不要）									
地域一般入院料1	1159点	14日以内+450点 15～30日+192点	13対1	70%	24日	—	測定	—	—
地域一般入院料2	1153点		13対1	70%	24日	—	—	—	—
地域一般入院料3	988点		15対1	40%	60日	—	—	—	—

●**重症児（者）受入連携加算：2000点**（入院初日）
●**救急・在宅等支援病床初期加算：150点**（1日につき）

※経過措置の対象医療機関においては，2022年3月末までの間，重症度，医療・看護必要度の基準は（赤色文字）の値とする（Iでの判定も認められる）。

療 養 病 棟 入 院 基 本 料 一 覧 表 （1日につき）

	ADL区分	医療区分	療養病棟入院基本料1 基本点数	看護配置等	療養病棟入院基本料2 基本点数	看護配置等	褥瘡対策加算	外泊点数 療養病棟入院基本料 1	2
入院基本料 A	3	3	1813	看護職員20：1以上 看護師比率20%以上 看護補助者20：1以上 医療区分2・3の患者が全体の80%以上	1748	看護職員20：1以上 看護師比率20%以上 看護補助者20：1以上 医療区分2・3の患者が全体の50%以上	15or5	272	262
B	2	3	1758		1694		—	263	254
C	1	3	1471		1406		—	220	210
D	3	2	1414		1349		15or5	212	202
E	2	2	1386		1322		—	208	198
F	1	2	1232		1167		—	185	175
G	3	1	968		903		15or5	145	135
H	2	1	920		855		—	138	128
I	1	1	815		751		—	122	113

＊算定点数には，以下の費用が包括され，別に算定できない。

【包括項目】**検査，投薬**（「除外薬剤」を除く），**注射**（「除外薬剤」を除く），**病理診断，厚生労働大臣が定める画像診断**（単純エックス線撮影・診断料），**処置**〔創傷処置（手術日から14日以内のものを除く），喀痰吸引，摘便，酸素吸入，酸素テント，皮膚科軟膏処置，膀胱洗浄，留置カテーテル設置，導尿，腟洗浄，眼処置，耳処置，耳管処置，鼻処置，口腔・咽頭処置，間接喉頭鏡下喉頭処置，ネブライザー，超音波ネブライザー，介達牽引，消炎鎮痛等処置，鼻腔栄養，長期療養患者褥瘡等処置〕，**フィルムの費用**

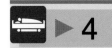 **4** 　入院基本料等加算

医療機関の体制や患者の状態により，入院基本料には様々な加算がつきます。

入院基本料等加算一覧表

〈抜粋〉

項　目	単位	点数	主な算定要件
A205　救急医療管理加算	1日につき（入院日から7日を限度）		①第二次救急医療施設として必要な診療機能，専用病床の確保ができること。②重症救急患者の受入れに対応できる医師等を確保していること。
1　救急医療管理加算1 2　救急医療管理加算2		950 350	
A205-2　超急性期脳卒中加算	入院初日	10800	・①脳梗塞発症後4.5時間以内に組織プラスミノーゲン活性化因子（t-PA）を投与した場合，または②その患者を受け入れ入院治療を行った場合に算定。
A205-3　妊産婦緊急搬送入院加算	入院初日	7000	・緊急用自動車等で緊急に搬送された，3カ月以内の受診歴（妊婦健診等含む）がない妊産婦を入院させた場合に算定。
A207-3　急性期看護補助体制加算	1日につき		・急性期一般入院基本料か特定機能病院・専門病院入院基本料の7対1・10対1入院基本料を算定している病棟で，看護補助者を配置している場合に算定。 ・急性期一般入院料7，10対1入院基本料の算定病棟では，一般病棟用の重症度，医療・看護必要度Ⅰ又はⅡの基準を満たす患者がそれぞれ7％以上又は6％以上（経過措置あり）。 ・14日を限度として加算。
25対1急性期看護補助体制加算（看護補助者5割以上）		240	
25対1急性期看護補助体制加算（看護補助者5割未満）		220	
50対1急性期看護補助体制加算		200	
75対1急性期看護補助体制加算		160	
A208　乳幼児加算・幼児加算	1日につき		
乳幼児加算 イ　病院 ロ　特別入院基本料等算定病院 ハ　診療所		333 289 289	・保険医療機関に3歳未満の乳幼児が入院した場合に算定。
幼児加算 イ　病院 ロ　特別入院基本料等算定病院 ハ　診療所		283 239 239	・保険医療機関に3歳以上6歳未満の幼児が入院した場合に算定。
A214　看護補助加算	1日につき	141など	・看護補助者の配置に応じた加算。「1」の場合は，看護補助者の数が常時，当該病棟の入院患者の数が30またはその端数を増すごとに1以上である場合に算定。
A219　療養環境加算	1日につき	25	・1床当たり8m²以上の病室（差額ベッドは除く）が対象。病棟単位で算定。
A233-2　栄養サポートチーム加算	週1回	200	・栄養管理が必要な患者に，多職種からなる栄養サポートチームが必要な診療を行った場合に算定。
A234　医療安全対策加算	入院初日	85など	・医療安全管理部門を設置し，医療安全に係る状況を把握，分析して，医療安全確保のための業務改善等を継続的に実施している場合に算定する。
A234-2　感染防止対策加算	入院初日	390など	・感染防止部門を設置し，感染制御チームによる感染防止にかかる日常業務を行った場合に算定。
A234-3　患者サポート体制充実加算	入院初日	70	・患者相談窓口を設置し，患者のサポート等に関するマニュアルの作成，報告体制の整備等を行った場合に算定。

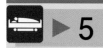

特 定 入 院 料

　特定入院料とは，施設基準適合の届出医療機関において特定の症状・疾患の患者に対して，一定の期間算定するために設定された**1日当たりの包括的入院料**のことです。

算定の決まり事 (1日につき)

(1) **特定入院料**には，特に定められた点数以外は費用が包括されているため，別に算定できません。包括されているのは，**検査・注射・処置・入院基本料・入院基本料等加算**などです。なお，**入院基本料等加算**のうち臨床研修病院入院診療加算，地域加算，離島加算，データ提出加算等は，いずれの特定入院料でも算定できます。

(2) 特定の症状・疾患の患者に対する一定期間の1日当たりの包括入院料であり，一定期間を超えた期間は**入院基本料**で算定します。

特定入院料一覧表 (1日につき)

〈抜粋〉

項　　　目	点数	主 な 算 定 要 件
A300　救命救急入院料	10223 など	・①意識障害または昏睡，②急性または慢性呼吸不全の急性増悪，③急性心不全（心筋梗塞含む），④急性薬物中毒——等の重篤な救急患者を入院させた場合に算定。
A301　特定集中治療室管理料	14211 など	・特定集中治療室に入院させた場合に算定。
A301-2　ハイケアユニット入院医療管理料 1　ハイケアユニット入院医療管理料1 2　ハイケアユニット入院医療管理料2	 6855 4224	・ハイケアユニットとはICU（集中治療室）と一般病棟の中間に位置する病棟で，看護師の数と重症度，医療・看護必要度評価の要件により「1」と「2」に区分されている。 ・21日を限度として算定。
A301-3　脳卒中ケアユニット入院医療管理料	6013	・脳梗塞・脳出血・くも膜下出血の患者を入院させた場合に算定。
A301-4　小児特定集中治療室管理料 1　7日以内 2　8日以上	 16317 14211	・専用の小児特定集中治療室を有する医療機関が，15歳未満の特定集中治療管理が必要な患者を入院させた場合に，14日を限度に算定。
A302　新生児特定集中治療室管理料 1　新生児特定集中治療室管理料1 2　新生児特定集中治療室管理料2	 10539 8434	・高度の先天奇形，低体温，重症黄疸，未熟児——等を対象に新生児特定集中治療室に入院させた場合に算定。
A308　回復期リハビリテーション病棟入院料	2129 など	・脳血管疾患・脊髄損傷・頭部外傷等の発症後もしくは手術後の状態または義肢装着訓練を要する状態——等が対象。
A308-3　地域包括ケア病棟入院料	2809 など	・在宅療養支援病院，在宅療養後方支援病院，第二次救急医療機関，救急告示病院，訪問看護ステーションが同一敷地内にある病院のいずれかで，60日を限度に算定。
A309　特殊疾患病棟入院料	2070 など	・長期にわたり療養が必要な重度の肢体不自由児（者），脊髄損傷等の重度障害者，重度の意識障害者，筋ジストロフィー患者又は神経難病患者を対象とする特殊疾患病棟の入院患者に算定。
A310　緩和ケア病棟入院料	5207 など	・緩和ケア病棟（末期癌患者等の痛みの緩和と看護を担当する病棟）における悪性腫瘍または後天性免疫不全症候群の患者が対象。
A312　精神療養病棟入院料	1091	・精神病棟で長期入院を要する精神疾患の患者について算定。
A314　認知症治療病棟入院料	1811 など	・急性期集中治療を要する，精神症状・行動異常が著しい重度の認知症患者が対象。

🏥 ▶6　医　学　管　理　等

　医学管理料は，厚生労働大臣が定めた疾患等に対し，その治療の計画を立て，医師や看護師，管理栄養士等が患者に対して，療養上必要な管理を行った場合に算定します。また，他の医療機関と連携を図り，診療内容や結果などを文書でやりとりし，情報交換をしながら指導を行うものもあります。

主な医学管理等一覧表

項　目	点数	算定の可否 外来	算定の可否 入院	算定要件
B000　特定疾患療養管理料		○	×	・特定の疾患を主病とする患者に対して治療計画に基づき療養上必要な管理を行った場合に月2回に限り算定。
1　診療所の場合	225			
2　100床未満の病院	147			【厚生労働大臣の定めた疾患】結核，悪性新生物，甲状腺障害，糖尿病，高血圧性疾患，虚血性心疾患，不整脈，心不全，脳血管疾患，肺気腫，喘息，喘息発作重積状態，気管支拡張症，胃潰瘍，十二指腸潰瘍，胃炎および十二指腸炎，肝疾患（経過が慢性なものに限る），慢性ウイルス肝炎，アルコール性慢性膵炎──など
3　100床以上200床未満の病院	87			
B001　特定疾患治療管理料				
2　特定薬剤治療管理料	470など	○	○	・特定の疾患をもつ患者に対して対象となる薬剤の「薬物血中濃度」を測定し，治療計画に基づき療養上必要な管理を行った場合に月1回に限り算定。
3　悪性腫瘍特異物質治療管理料	220など	○	○	・悪性腫瘍と確定している患者に腫瘍マーカー検査を行い，その結果に基づいて計画的な治療管理を行った場合に月1回に限り算定（「悪性腫瘍の疑い」の患者には算定できない）。
20　糖尿病合併症管理料	170	○	×	・糖尿病神経障害等の患者のハイリスク要因を有するものに，30分以上の指導を行った場合に月1回に限り算定。
B001-2-2　地域連携小児夜間・休日診療料	450など	○	×	・小児科標榜の届出機関で，6歳未満の患者を「夜間・休日・深夜」に診察した場合に算定。
B001-2-10　認知症地域包括診療料	1681など	○	×	・認知症の患者に対し，療養上必要な指導及び診療を行った場合に，月1回に限り算定。
B001-2-11　小児かかりつけ診療料		○	×	・届出医療機関が，未就学児の外来患者に対して，診療を行った場合に算定。 ・継続的かつ全人的な医療を行うことを評価したものであるため，原則1人の患者につき1医療機関で算定する。
処方箋交付　　　初診	631			
再診	438			
処方箋交付なし　初診	748			
再診	556			
B001-3　生活習慣病管理料	650など	○	×	・「脂質異常症，高血圧症，糖尿病」を主病とした外来患者に，服薬，運動，休養，栄養，喫煙，飲酒等の生活習慣に関する総合的な治療管理を行った場合に月1回に限り算定。
B001-3-2　ニコチン依存症管理料		○	×	・以下の患者が対象 ①スクリーニングテスト（TDS）等でニコチン依存症と診断 ②35歳以上の場合，1日の喫煙本数×喫煙年数＝200以上 ③文書で同意
1　ニコチン依存症管理料1				
イ　初回	230			
ロ　2〜4回目まで				
（1）対面	184			
（2）情報通信機器	155			
ハ　5回目	180			
2　ニコチン依存症管理料2	800			
B001-6　肺血栓塞栓症予防管理料	305	×	○	・肺血栓塞栓症の危険性の高い者に対して，弾性ストッキング等を用いて計画的な医学管理を行った場合に，入院中1回に限り算定。
B008　薬剤管理指導料	380など	×	○	・入院中の患者に対して投薬・注射・薬学的管理指導を行った場合に，週1回かつ月4回に限り算定。
B009　診療情報提供料（Ⅰ）	250	○	○	・医療機関が，診療状況を示す文書を添えて患者の紹介を行った場合に，患者1人につき月1回に限り算定。
B010　診療情報提供料（Ⅱ）	500	○	○	・他の医療機関の医師の意見（セカンドオピニオン）を求める患者・家族の要望を受けて，診療状況を示す文書を患者・家族に提供した場合に，1患者月に1回に限り算定。
B011-3　薬剤情報提供料	10	○	×	・外来患者に対し，処方したすべての薬剤について名称・用法・用量・効能・効果・副作用・相互作用に関する主な情報を文書で提供した場合に算定。
B012　傷病手当金意見書交付料	100	○	○	・傷病手当金申請のための医師からの「労務不能の証明書」等の意見書を交付した場合に1枚ごとに算定。

在 宅 医 療

在宅医療とは，病状が安定している患者が入院することなく自宅で医師の診療・指導や管理を受けながら療養をすることをいいます。医師や看護師，保健師又は助産師などが患家に出向き，必要な医療・看護等を在宅で行った場合，または患者・家族に対し，在宅療養をするために必要な指導を行った場合にかかった費用を算定します。

主な在宅患者診療・指導料一覧表

項　　目	点数	実施者	主な算定要件
C000　往診料	720 （時間等による加算あり）	医師	・医者が患者等の求めに応じて患家等に赴き診療を行った場合に算定。
C001　在宅患者訪問診療料（Ⅰ）		医師	・「1」は医師が定期的・計画的に訪問して診療を行った場合に週3回を限度に1日につき算定。 ・「2」は他院の依頼で訪問診療を行った場合に，6カ月以内に限り，月1回に限り算定。
1　在宅患者訪問診療料1			
イ　同一建物居住者以外の場合	888		
ロ　同一建物居住者の場合	213		
2　在宅患者訪問診療料2			
イ　同一建物居住者以外の場合	884		
ロ　同一建物居住者の場合	187		
C001-2　在宅患者訪問診療料（Ⅱ）	150	医師	・要件を満たす医療機関が，併設する有料老人ホーム等の入居者に対して訪問診療を行った場合に，週3回を限度に算定——等。
C002　在宅時医学総合管理料	5400など	医師	・在宅療養の患者で通院が困難な者に対し医師が患者の同意を得て，計画的な医学管理のもと，月2回以上の定期的な訪問診療または往診を行った場合に月1回算定。
C005　在宅患者訪問看護・指導料	580など	保健師 助産師 看護師 准看護師	・保健師・助産師・看護師・准看護師が訪問し，訪問看護計画のもとで看護を行った場合に，原則，週3日を限度として算定。
C007　訪問看護指示料	300	医師	・患者の主治医が訪問看護ステーション等に対して，訪問看護指示書を交付した場合に算定。
C008　在宅患者訪問薬剤管理指導料	650など	薬剤師	・保険医療機関の薬剤師が，患家を訪問して服薬指導した場合に，患者1人につき月4回（薬剤師1人につき週40回）を限度として算定。

主な在宅療養指導管理料一覧表

項　　目	点数	算定要件
C101　在宅自己注射指導管理料	1230など	・特定の薬剤の自己注射を1日1回以上行っている外来患者に対し，自己注射に関する指導管理を行った場合に算定。
C103　在宅酸素療法指導管理料	520など	・在宅酸素療法を行っている外来患者に指導管理を行った場合に算定。
C108　在宅悪性腫瘍等患者指導管理料	1500	・鎮痛療法または悪性腫瘍の化学療法を行っている末期の外来患者に対し，在宅で自ら実施する鎮痛療法または化学療法の指導管理を行った場合に算定。

▶8 # 検 査

　検査とは，患者の病態を把握するために，血液や尿・組織などを採取して測定したり，身体に直接装置を用いて機能を測定するなどして，病気の治療方法の決定，治療効果の確認などに役立てる目的で行われるものです。

① **検体検査**：患者の体から採取した尿・糞便・血液などの検査材料（検体）について調べること。
② **生体検査**：身体そのものについて，その機能や病状を検査測定器や検査薬剤などを用いて調べる検査のこと。

主な検体検査一覧表

項　　目	点数
D000　尿中一般物質定性半定量検査（院内のみ）	
比重・pH・蛋白定性・グルコース・ウロビリノゲン・ウロビリン定性・ビリルビン・ケトン体・潜血反応・尿細菌（試験紙法）・食塩・白血球（試験紙法）・アルブミン（BCP改良法，BCG法）	26
D002　尿沈渣（鏡検法）	27
D003　糞便検査	
虫卵検出（集卵法）（糞便）	15
ウロビリン（糞便）	
糞便塗抹顕微鏡検査（虫卵，脂肪，消化状況観察を含む）	20
糞便中ヘモグロビン定性	37
D004　穿刺液・採取液検査	
ヒューナー検査	20
胃液又は十二指腸液一般検査	55
髄液一般検査	62
精液一般検査	70
頸管粘液一般検査	75
D004-2　悪性腫瘍組織検査	
悪性腫瘍遺伝子検査	2500など
抗悪性腫瘍剤感受性検査	2500
D005　血液形態・機能検査	
赤血球沈降速度（ESR）	9
末梢血液像（自動機械法）	15
末梢血液一般検査	21
D006　出血・凝固検査	
出血時間	15
プロトロンビン時間（PT）	18
血餅収縮能	19
毛細血管抵抗試験	
フィブリノゲン半定量	23
フィブリノゲン定量	
クリオフィブリノゲン	
トロンビン時間	25
活性化部分トロンボプラスチン時間（APTT）	29

項　　目	点数
血小板凝集能	50
フィブリン・フィブリノゲン分解産物（FDP）半定量	80
フィブリン・フィブリノゲン分解産物（FDP）定量	
プラスミン活性　　　　　　他	
D007　血液化学検査	
総ビリルビン	11
直接ビリルビン又は抱合型ビリルビン	
総蛋白	
アルブミン(BCP改良法，BCG法)	
尿素窒素	
クレアチニン	
尿酸	
アルカリホスファターゼ（ALP）	
コリンエステラーゼ（ChE）	
γ-グルタミルトランスフェラーゼ（γ-GT）	
中性脂肪	
ナトリウム及びクロール	
カリウム	
カルシウム	
マグネシウム	
クレアチン	
グルコース	
乳酸デヒドロゲナーゼ（LD）	
アミラーゼ	
ロイシンアミノペプチダーゼ(LAP)	
クレアチンキナーゼ（CK）	
アルドラーゼ	
遊離コレステロール	
鉄（Fe）	
血中ケトン体・糖・クロール検査（試験紙法・アンプル法・固定化酵素電極によるもの）	
不飽和鉄結合能（UIBC）（比色法）	
総鉄結合能（TIBC）（比色法）	
リン脂質	15
HDL-コレステロール	17

項　　目	点数
無機リン及びリン酸	17
総コレステロール	
アスパラギン酸アミノトランスフェラーゼ（AST）	
アラニンアミノトランスフェラーゼ（ALT）	
LDL-コレステロール	18
蛋白分画	
銅（Cu）	23
リパーゼ	24
イオン化カルシウム	26
マンガン（Mn）	27
1回に採取した血液で5項目以上行った場合　5項目～7項目　93点　8項目～9項目　99点　10項目以上　109点　入院患者10項目以上　＋20点（入院時初回加算）	
D009　腫瘍マーカー	
尿中BTA	80
癌胎児性抗原（CEA）	102
D011　免疫血液学的検査	
ABO血液型	24
Rh（D）血液型	
D012　感染症免疫学的検査	
梅毒血清反応（STS）定性	15
梅毒トレポネーマ抗体定性	32
梅毒血清反応（STS）半定量	34
ヘリコバクター・ピロリ抗体定性・半定量	70
ヘリコバクター・ピロリ抗体	80
D013　肝炎ウイルス関連検査	
HBs抗原	88
HBs抗体	
HBe抗原	104
HBe抗体	
HCV抗体定性・定量	108
HCVコア蛋白	

項　目	点数
D017　排泄物，滲出物又は分泌物の細菌顕微鏡検査	
蛍光顕微鏡，位相差顕微鏡，暗視野装置等を使用するもの	50
保温装置使用アメーバ検査	45
その他のもの	61
D018　細菌培養同定検査	
口腔，気道又は呼吸器からの検体（喀痰・咽頭液・口腔液・鼻腔液など）	160
消化管からの検体（胃液・十二指腸液・胆汁・糞便など）	180
血液又は穿刺液（血液・腹水・胸水・髄液・関節液など）	215
泌尿器又は生殖器からの検体（尿・前立腺液・膣分泌液・子宮内液など）	170
その他の部位からの検体（皮膚・爪・膿・耳漏・褥瘡・眼脂・皮下からの検体など）	160
簡易培養	60

項　目	点数
D026　検体検査判断料（月1回）	
尿・糞便等検査判断料	34
遺伝子関連・染色体検査判断料	100
血液学的検査判断料	125
生化学的検査（I）判断料	144
生化学的検査（II）判断料	144
免疫学的検査判断料	144
微生物学的検査判断料	150

主な生体検査一覧表

項　目	点数
D200　スパイログラフィー等検査	
肺気量分画測定（安静換気量測定及び最大換気量測定を含む）	90
フローボリュームカーブ（強制呼出曲線を含む）	100
機能的残気量測定	140
呼気ガス分析	100
左右別肺機能検査	1010
D206　心臓カテーテル法による諸検査（一連の検査について）	
右心カテーテル	3600
左心カテーテル	4000
D208　心電図検査	
四肢単極誘導及び胸部誘導を含む最低12誘導	130
ベクトル心電図，体表ヒス束心電図	150
携帯型発作時心電図記憶伝達装置使用心電図検査	150
加算平均心電図による心室遅延電位測定	200
その他（6誘導以上）	90
D215　超音波検査	
Aモード法	150
断層撮影法（心臓超音波検査を除く）	
訪問診療時	400
その他	
胸腹部	530
下肢血管	450
その他（頭頸部，四肢，体表，末梢血管等）	350
心臓超音波検査	
経胸壁心エコー法	880
Mモード法	500
経食道心エコー法	1500
胎児心エコー法	300
負荷心エコー法	2010
D220　呼吸心拍監視，新生児心拍・呼吸監視，カルジオスコープ（ハートスコープ），カルジオタコスコープ	
1時間以内又は1時間につき	50
3時間を超えた場合（1日につき）	
7日以内の場合	150
7日を超え14日以内の場合	130
14日を超えた場合	50
D223　経皮的動脈血酸素飽和度測定（1日につき）	30
D237　終夜睡眠ポリグラフィー	
携帯用装置を使用した場合	720
多点感圧センサーを有する睡眠評価装置を使用した場合	250
1及び2以外	
安全精度管理下	4760
その他	3570
D244　自覚的聴力検査	
標準純音聴力検査，自記オージオメーターによる聴力検査	350

項　目	点数
標準語音聴力検査，ことばのききとり検査	350
簡易聴力検査	
気導純音聴力検査	110
その他（種目数にかかわらず一連につき）	40
D255　精密眼底検査（片側）	56
D263　矯正視力検査	
眼鏡処方箋の交付を行う場合	69
上記以外の場合	69
D264　精密眼圧測定	82
D282-3　コンタクトレンズ検査料	
コンタクトレンズ検査料1	200
コンタクトレンズ検査料2	180
コンタクトレンズ検査料3	56
コンタクトレンズ検査料4	50
D302　気管支ファイバースコピー	2500
D308　胃・十二指腸ファイバースコピー	1140
D313　大腸内視鏡検査	
ファイバースコピーによるもの	
S状結腸	900
下行結腸及び横行結腸	1350
上行結腸及び盲腸	1550
カプセル型内視鏡によるもの	1550
D314　腹腔鏡検査	2270

主な診断穿刺・検体採取料一覧表

項　目	点数
D400　血液採取（1日につき）	
静脈	35
その他	6
D417　組織試験採取，切採法	
皮膚（皮下，筋膜，腱及び腱鞘を含む）	500
骨，骨盤，脊椎	4600

項　目	点数
眼	
後眼部	650
前眼部，その他	350
耳	400
鼻，副鼻腔	400
口腔	400

▶9　画　像　診　断

　画像診断とは，エックス線などを照射して身体内部を画像またはフィルムに映し出して観察し病気の診断を行うことをいいます。一般的に画像診断をレントゲンと呼んだりもします。レントゲン撮影を行えるのは，医師，歯科医師，診療放射線技師に限られます。

〈エックス線の撮影料と診断料〉

撮影方法／シャッター回数		年齢別	診断	デジタル撮影	1	2	3	4	5〜
単純撮影	頭部・胸部・腹部・脊椎（耳・副鼻腔・骨盤・腎・尿管・膀胱・頸部・乳房・腋窩・股関節部・肩関節部・肩甲骨・鎖骨含む）→図の▨▨の部位	6歳以上	85	68	153	230	306	383	459
		6歳未満	85	88	173	261	347	434	520
		3歳未満	85	102	187	281	374	468	561
		新生児	85	122	207	312	415	519	622
	その他の部位（指骨・四肢）	6歳以上	43	68	111	167	222	278	333
		6歳未満	43	88	131	198	263	329	393
		3歳未満	43	102	145	218	290	363	435
		新生児	43	122	165	249	331	414	496

〈加算〉
・電子画像管理加算（フィルム費用は算定不可）：単純撮影 **57点**
・画像診断管理加算1：**70点**（月1回）
・時間外緊急院内画像診断加算：**110点**（1日につき）

〈コンピューター断層診断〉

			撮影料（一連につき）									
			3歳以上					新生児新，乳幼児（3歳未満）乳，6歳未満（3歳以上〜6歳未満）幼				
			単純	造影剤使用	冠動脈撮影	外傷全身CT	大腸CT撮影	単純（頭部外傷の場合は青色）	造影剤使用	冠動脈撮影	外傷全身CT	大腸CT撮影
E200「1」CT撮影	64列以上	共同使用	1020	+500	+600	+800	+620	新1836／乳1530／幼1326（1887）（1581）（1377）	新+900（925）	+600	+800	+620
		その他	1000				+500	新1800／乳1500／幼1300（1850）（1550）（1350）	乳+750（775）			+500
	16列以上64列未満		900					新1620／乳1350／幼1170（1665）（1395）（1215）	幼+650（675）			
	4列以上16列未満		750					新1350／乳1125／幼975（1388）（1163）（1013）				
	その他		560					新1008／乳840／幼728（1036）（868）（756）				

			撮影料（一連につき）								
			6歳以上		新生児新，乳幼児（3歳未満）乳，6歳未満（3歳以上〜6歳未満）幼		全世代共通				
			単純	造影剤使用	単純（頭部外傷の場合は青色）	造影剤使用	心臓撮影	乳房撮影	鎮静下撮影	頭部撮影	全身撮影
E202 MRI撮影	3テスラ以上	共同使用	1620	+250	新2916／乳2430／幼2106（2997）（2511）（2187）	新+450（463）	+400	+100	+80/100	+100	+600
		その他	1600		新2880／乳2400／幼2080（2960）（2480）（2160）	乳+375（388）					
	1.5テスラ以上3テスラ未満		1330		新2394／乳1995／幼1729（2461）（2062）（1796）	幼+325（338）					
	その他		900		新1620／乳1350／幼1170（1665）（1395）（1215）						

〈加算〉
・電子画像管理加算（フィルム費用は算定不可）：**120点**
・画像診断管理加算1・2・3：**70点・180点・300点**
・E203コンピューター断層診断：**450点**（月1回）　　・時間外緊急院内画像診断加算：**110点**（1日につき）

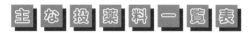
投薬とは，病気やケガの治療のため患者に対して調剤済みの薬剤を与える行為のことをいいます。

注射は，患者の病状に対して薬剤の経口投与（内服・頓服）が困難な場合や，すみやかに薬効を必要とする場合に用いられます。

主な投薬料一覧表

項　　目			外　　来		入　　院
院内処方	F000　調　剤　料		内服・頓服	11	7（1日につき）
			外用	8	
			（1処方につき）		
	F100　処方料（内服薬の種類）	1　3種類以上の抗不安薬，睡眠薬，抗うつ薬，抗精神病薬又は4種類以上の抗不安薬及び睡眠薬の投薬	3歳以上	18	
			3歳未満（＋3）	21	
		2　7種類以上の内服薬の投与，または不安・不眠の患者に1年以上ベンゾジアゼピン系薬剤を投与	3歳以上	29	
			3歳未満（＋3）	32	
		3　「1」及び「2」以外の場合	3歳以上	42	
			3歳未満（＋3）	45	
	F500　調剤技術基本料（1患者月1回）		14		42
	F200　薬剤料		薬価によりそれぞれ計算する		

項　　目			点　　数
院外処方	F400　処方箋料	1　3種類以上の抗不安薬，睡眠薬，抗うつ薬，抗精神病薬又は4種類以上の抗不安薬及び睡眠薬の投薬	3歳以上	28
			3歳未満（＋3）	31
		2　7種類以上の内服薬の投与，または不安・不眠の患者に1年以上ベンゾジアゼピン系薬剤を投与	3歳以上	40
			3歳未満（＋3）	43
		3　「1」及び「2」以外の場合	3歳以上	68
			3歳未満（＋3）	71

主な注射料一覧表

項　　目		点数
G000　皮内，皮下及び筋肉内注射（1回につき）		20
G001　静脈内注射（1回につき）		32
	6歳未満（＋45）	77
G002　動脈注射（1日につき）	1．内臓の場合	155
	2．その他の場合	45
G003　抗悪性腫瘍剤局所持続注入（1日につき）		165
G003-3　肝動脈塞栓を伴う抗悪性腫瘍剤肝動脈内注入（1日につき）		165
G004　点滴注射（1日につき）	6歳以上（500mL以上）	98
	6歳未満（100mL以上）（＋45）	144
	6歳以上（500mL未満）	49
	6歳未満（100mL未満）（＋45）	94
	血漿成分製剤加算	＋50

項　　目		点数
G005　中心静脈注射（1日につき）		140
	6歳未満（＋50）	190
	血漿成分製剤加算	＋50
G005-2　中心静脈注射用カテーテル挿入		1400
	6歳未満（＋500）	1900
	静脈切開法加算	＋2000
G005-3　末梢留置型中心静脈注射用カテーテル挿入		700
	6歳未満（＋500）	1200
G005-4　カフ型緊急時ブラッドアクセス用留置カテーテル挿入		2500
	6歳未満（＋500）	3000
G006　植込型カテーテルによる中心静脈注射（1日につき）		125
	6歳未満（＋50）	175
G007　腱鞘内注射		27

▶11　処　　　置

　処置とは治療の目的で患者の身体に対して施される手術以外の手当のことで，必要の程度において行われるものです。

主な処置料一覧表

処置料＝処置手技料＋（薬剤料，特定保険医療材料料）

項　　目	点数
一般処置	
J000　創傷処置（1回につき）	
1　100cm^2 未満	52
2　100cm^2 以上 500cm^2 未満	60
3　500cm^2 以上 3000cm^2 未満	90
4　3000cm^2 以上 6000cm^2 未満	160
5　6000cm^2 以上	275
J001　熱傷処置（1回につき）	
1　100cm^2 未満	135
2　100cm^2 以上 500cm^2 未満	147
3　500cm^2 以上 3000cm^2 未満	270
4　3000cm^2 以上 6000cm^2 未満	504
5　6000cm^2 以上	1500
J001-2　絆創膏固定術（1回につき）	500
J001-4　重度褥瘡処置（1日につき）	
1　100cm^2 未満	90
2　100cm^2 以上 500cm^2 未満	98
3　500cm^2 以上 3000cm^2 未満	150
4　3000cm^2 以上 6000cm^2 未満	280
5　6000cm^2 以上	500
J002　ドレーン法（ドレナージ）（1日につき）	
1　持続的吸引を行うもの	50
2　その他のもの	25
J018　喀痰吸引（1日につき）	48
J020　胃持続ドレナージ（開始日）（1回につき）	50
J022　高位浣腸，高圧浣腸，洗腸（1回につき）	65
J024　酸素吸入（1日につき）	65
J038　人工腎臓（1日につき）（※月14回まで）	
1　慢性維持透析を行った場合1	
イ　4時間未満	1924
ロ　4時間以上5時間未満	2084
ハ　5時間以上	2219
ニ　4時間未満（HIF-PH阻害剤を院外処方）	1798
ホ　4時間以上5時間未満（HIF-PH阻害剤を院外処方）	1958
ヘ　5時間以上（HIF-PH阻害剤を院外処方）	2093
2　慢性維持透析を行った場合2	
イ　4時間未満	1884
ロ　4時間以上5時間未満	2044
ハ　5時間以上	2174
ニ　4時間未満（HIF-PH阻害剤を院外処方）	1758
ホ　4時間以上5時間未満（HIF-PH阻害剤を院外処方）	1918
ヘ　5時間以上（HIF-PH阻害剤を院外処方）	2048
3　慢性維持透析を行った場合3	
イ　4時間未満	1844
ロ　4時間以上5時間未満	1999
ハ　5時間以上	2129
ニ　4時間未満（HIF-PH阻害剤を院外処方）	1718
ホ　4時間以上5時間未満（HIF-PH阻害剤を院外処方）	1873
ヘ　5時間以上（HIF-PH阻害剤を院外処方）	2003

項　　目	点数
4　その他の場合	1580
J042　腹膜灌流（1日につき）	
1　連続携行式腹膜灌流	330
2　その他の腹膜灌流	1100
救急処置	
J044　救命のための気管内挿管（1回につき）	500
J045　人工呼吸	
1　30分までの場合	242
2　30分を超えて5時間までの場合（30分ごと）	＋50
3　5時間を超えた場合（1日につき）	819
J047　カウンターショック（1日につき）	
1　非医療従事者向け自動除細動器を用いた場合	2500
2　その他の場合	3500
皮膚科処置	
J053　皮膚科軟膏処置（1回につき）	
1　100cm^2 以上 500cm^2 未満	55
2　500cm^2 以上 3000cm^2 未満	85
3　3000cm^2 以上 6000cm^2 未満	155
4　6000cm^2 以上	270
泌尿器科処置	
J060　膀胱洗浄（1日につき）	60
J063　留置カテーテル設置（1回につき）	40
J064　導尿（尿道拡張を要するもの）（1回につき）	40
眼科処置	
J086　眼処置（1回につき）	25
耳鼻咽喉科処置	
J095　耳処置（耳浴及び耳洗浄を含む）（1回につき）	25
J095-2　鼓室処置（片側）（1回につき）	55
J097　鼻処置（鼻吸引，単純鼻出血及び鼻前庭の処置を含む）（1回につき）	14
整形外科的処置	
J116　関節穿刺（片側）（1回につき）	120
J118　介達牽引（1日につき）	35
J119　消炎鎮痛等処置（1日につき）	
1　マッサージ等の手技による療法	35
2　器具等による療法	35
3　湿布処置	35
栄養処置	
J120　鼻腔栄養（1日につき）	60
ギプス	
J122　四肢ギプス包帯（ギプスシーネ）（1回につき）	
1　鼻ギプス	310
2　手指及び手，足（片側）	490
3　半肢（片側）	780
4　内反足矯正ギプス包帯（片側）	1140
5　上肢，下肢（片側）	1200
6　体幹から四肢にわたるギプス包帯（片側）	1840

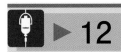

手　術

手術とは，治療の目的で医療器具（メス等）を用いて患部を切開・切除・結紮・縫合等を行うことです。
〔手術料（加算点数含む），輸血料〕＋薬剤料＋特定保険医療材料料で算定します。

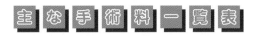
主な手術料一覧表

項　目	点数
K000　創傷処理	
1　筋肉，臓器に達するもの　長径 5cm 未満	1250(470)
2　　〃　　　長径 5cm 以上 10cm 未満	1680(850)
3　　〃　　　長径 10cm 以上	
イ　頭頸部（長径 20cm 以上）	8600(1320)
ロ　その他	2400(1320)
※カッコ内は，筋肉，臓器に達しない場合。	
K000-2　小児創傷処理（6歳未満）	
1　筋肉，臓器に達するもの　長径 2.5cm 未満	1250(450)
2　　〃　　　長径 2.5cm 以上 5cm 未満	1400(500)
3　　〃　　　長径 5cm 以上 10cm 未満	2220(950)
4　　〃　　　長径 10cm 以上	3430(1740)
※カッコ内は，筋肉，臓器に達しない場合。	
K001　皮膚切開術	
1　長径 10cm 未満	570
2　長径 10cm 以上 20cm 未満	990
3　長径 20cm 以上	1770
K002　デブリードマン	
1　100cm^2 未満	1260
2　100cm^2 以上 3000cm^2 未満	4300
3　3000cm^2 以上	10030
K005　皮膚，皮下腫瘍摘出術（露出部）	
1　長径 2cm 未満	1660
2　長径 2cm 以上 4cm 未満	3670
3　長径 4cm 以上	4360
K006　皮膚，皮下腫瘍摘出術（露出部以外）	
1　長径 3cm 未満	1280
2　長径 3cm 以上 6cm 未満	3230
3　長径 6cm 以上 12cm 未満	4160
4　長径 12cm 以上	8320
K006-2　鶏眼・胼胝切除術（露出部で縫合伴う）	
1　長径 2cm 未満	1660
2　長径 2cm 以上 4cm 未満	3670
3　長径 4cm 以上	4360
K006-3　鶏眼・胼胝切除術（露出部以外で縫合伴う）	
1　長径 3cm 未満	1280
2　長径 3cm 以上 6cm 未満	3230
3　長径 6cm 以上	4160
K006-4　皮膚腫瘍冷凍凝固摘出術（一連につき）	
1　長径 3cm 未満の良性皮膚腫瘍	1280
2　長径 3cm 未満の悪性皮膚腫瘍	2050
3　長径 3cm 以上 6cm 未満の良性・悪性皮膚腫瘍	3230
4　長径 6cm 以上の良性・悪性皮膚腫瘍	4160
K007　皮膚悪性腫瘍切除術	
1　広汎切除	28210
2　単純切除	11000
K044　骨折非観血的整復術	
1　肩甲骨，上腕，大腿	1600
2　前腕，下腿	1780
3　鎖骨，膝蓋骨，手，足その他	1440
K046　骨折観血的手術	
1　肩甲骨，上腕，大腿	18810
2　前腕，下腿，手舟状骨	15980
3　鎖骨,膝蓋骨,手(舟状骨を除く),足,指(手,足)その他	11370
K060　関節切開術	
1　肩，股，膝	3600
2　胸鎖，肘，手，足	1280
3　肩鎖，指（手，足）	680

項　目	点数
K061　関節脱臼非観血的整復術	
1　肩，股，膝	1800
2　胸鎖，肘，手，足	1560
3　肩鎖，指（手，足），小児肘内障	960
K062　先天性股関節脱臼非観血的整復術（両側）	
1　リーメンビューゲル法	2050
2　その他	2950
K089　爪甲除去術	770
K090　ひょう疽手術	
1　軟部組織のもの	1190
2　骨，関節のもの	1280
K090-2　風棘手術	990
K091　陥入爪手術	
1　簡単なもの	1400
2　爪床爪母の形成を伴う複雑なもの	2490
K099　指瘢痕拘縮手術	8150
K117　脊椎脱臼非観血的整復術	2570
K117-2　頸椎非観血的整復術	2570
K117-3　椎間板ヘルニア徒手整復術	2570
K121　骨盤骨折非観血的整復術	2570
K145　穿頭脳室ドレナージ術	2330
K174-2　髄液シャント抜去術	1680
K189　脊髄ドレナージ術	408
K199　涙点，涙小管形成術	660
K221　結膜結石除去術	
1　少数のもの（1眼瞼ごと）	260
2　多数のもの（1眼瞼ごと）	390
K222　結膜下異物除去術	470
K225　結膜腫瘍冷凍凝固術	800
K225-3　結膜肉芽腫摘除術	800
K250　角膜切開術	990
K252　角膜・強膜異物除去術	640
K286　外耳道異物除去術	
1　単純なもの	260
2　複雑なもの	850
K289　耳茸摘出術	1000
K300　鼓膜切開術	830
K336　鼻内異物摘出術	690
K338　鼻甲介切除術	
1　高周波電気凝固法	1080
2　その他のもの	3320
K340　鼻茸摘出術	1310
K368　扁桃周囲膿瘍切開術	1830
K369　咽頭異物摘出術	
1　簡単なもの	500
2　複雑なもの	2100
K378　舌扁桃切開術	1230
K472　乳腺膿瘍切開術	980
K488　試験開胸術	10800
K488-2　試験的開胸開腹術	17380
K636　試験開腹術	6660
K718　虫垂切除術	
1　虫垂周囲膿瘍を伴わないもの	6740
2　虫垂周囲膿瘍を伴うもの	8880
K718-2　腹腔鏡下虫垂切除術	
1　虫垂周囲膿瘍を伴わないもの	13760
2　虫垂周囲膿瘍を伴うもの	22050
K898　帝王切開術	
1　緊急帝王切開	22200
2　選択帝王切開	20140

13 リハビリテーション・食事等

　リハビリテーション医療は，外傷や脳血管疾患等により，身体障害，運動障害，言語障害などをもつ患者に対して最大限の機能回復と社会復帰を目指す総合的な治療法です。

　また，入院患者に食事を提供した場合，療養費として定額を算定します。入院中の患者の食事料（代）については，点数ではなく金額（定額）で決められていて，1日3食（朝，昼，夕）に対して，1食ごとに食事料の算定ができます。

　65歳以上の患者が療養病床に入院した場合，入院時食事療養費の算定はせず，それに代えて食事費と居住費に相当する入院時生活療養費を算定します。

疾患別リハビリテーション一覧表

項　目	（Ⅰ）	（Ⅱ）	（Ⅲ）	算定開始日・算定日数
H000　心大血管疾患リハビリテーション料	205	125		治療開始日より150日以内
H001　脳血管疾患等リハビリテーション料	245	200	100	発症，手術もしくは急性増悪または最初の診断日より180日以内
H001-2 廃用症候群リハビリテーション料	180	146	77	廃用症候群の診断または急性増悪から120日以内
H002　運動器リハビリテーション料	185	170	85	発症，手術もしくは急性増悪日または最初の診断日より150日以内
H003　呼吸器リハビリテーション料	175	85		治療開始日より90日以内
〈加算〉早期リハビリテーション加算	＋30（1単位につき）			各リハビリテーションの治療開始日から30日限度
〈加算〉初期加算	＋45（1単位につき）			各リハビリテーションの治療開始日から14日限度

入院時食事療養費と入院時生活療養費一覧表

項　目		加　算	
入院時食事療養費（Ⅰ）（1食につき）（1日3食限度）		食堂加算（1日につき）（療養病棟を除く）	50円
（1）（2）以外の場合	640円	特別食加算（1食につき）	76円
（2）流動食のみを提供する場合	575円		
入院時食事療養費（Ⅱ）（1食につき）（1日3食限度）		加算なし	
（1）（2）以外の場合	506円		
（2）流動食のみを提供する場合	460円		
入院時生活療養費（Ⅰ）		食堂加算（1日につき）（療養病棟を除く）	50円
（1）食費（1食につき）（1日3食限度）		特別食加算（1食につき）	76円
イ　ロ以外の場合	554円		
ロ　流動食のみを提供する場合	500円		
（2）居住費（1日につき）	398円		
入院時生活療養費（Ⅱ）		加算なし	
（1）食費（1日につき）（1日3食限度）	420円		
（2）居住費（1日につき）	398円		

入院時の食事療養にかかる標準負担額（患者の自己負担額）一覧表（1日3食を限度）　　　　（2020年4月現在）

一般（70歳未満）	70歳以上の高齢者	標準負担額（1食当たり）	
●一般（下記以外）	●一般（下記以外）	460円 ● （例外1）指定難病患者・小児慢性特定疾病児童等 ● （例外2）精神病床入院患者（※1）	}260円
●低所得者（住民税非課税）	●低所得者Ⅱ（※2）	●過去1年間の入院期間が90日以内	210円
		●過去1年間の入院期間が90日超	160円
該当なし	●低所得者Ⅰ（※3）	100円	

※1　2015年4月1日以前から2016年4月1日まで継続して精神病床に入院している患者
※2　低所得者Ⅱ：①世帯全員が住民税非課税であって，「低所得者Ⅰ」以外の者
※3　低所得者Ⅰ：①世帯全員が住民税非課税で，世帯の各所得が必要経費・控除を差し引いたときに0円となる者，あるいは②老齢福祉年金受給権者

〔執　筆〕

1章 Q1～7
梶　　葉　子（医療ジャーナリスト）

1章 Q8～9，Q11，Q13～16，Q20～23
山 田 雅 資（医療ジャーナリスト）

2章
長面川　さより（株式会社　ウォームハーツ　代表取締役）

3章
医学通信社編集部

Q & A・図解でわかる
医療費早わかり BOOK　2020-21 年版 ＊定価は裏表紙に
表示してあります

2020 年 7 月 6 日　第 6 版第 1 刷発行Ⓒ

発行者　小 野 　　章
発行所　医 学 通 信 社

〒 101-0051　東京都千代田区神田神保町 2－6　十歩ビル
電話　03-3512-0251（代表）　FAX　03-3512-0254

https://www.igakutushin.co.jp
※　弊社発行書籍の内容に関する追加情報・
　訂正等を掲載しています。

表紙：冨澤　　崇
イラスト：沼田光太郎
印刷・製本：アイワード
ピクト提供：NPO 法人日本 HIS 研究センター

ISBN 978-4-87058-781-6

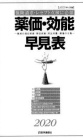

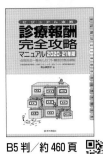
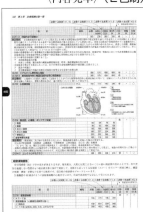

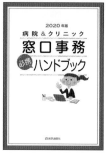

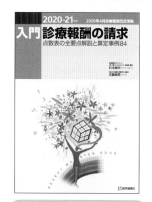

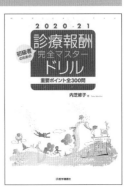
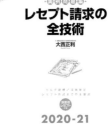

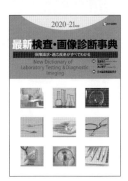

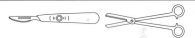
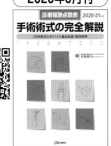

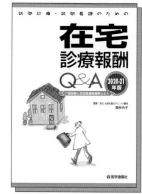

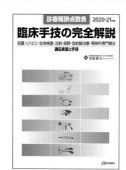

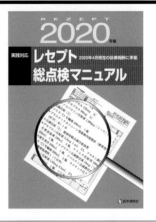

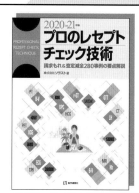

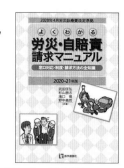